Gudrun Warnecke, Diana Braasch

Bewegungstraining bei Multipler Sklerose

Übungen für Zuhause

mit einer Einführung von Dr. med. Florian Bethke

dmv
Deutscher Medizin Verlag
Münster 2003

Gudrun Warnecke, Diana Braasch:
Bewegungstraining bei Multipler Sklerose
Übungen für Zuhause

Redaktion, Wiss. Beratung, Realisation:
Dr. Franz Waldmann, Institut für Medizin & Wissenschaft, Senden
Gestaltung: Gergely Kemény, Senden
Fotos: Thorsten Arendt, Münster
Übungsdarstellung: Kristin Brei, Münster

dmv
Deutscher Medizin Verlag Münster
Münster: dmv 2003

Bezug über den Buchhandel oder direkt bei
Dr. Waldmann GmbH, Daimlerstr. 55, 48308 Senden
Tel. 0 25 97 / 99 13 00, e-mail: imw@promedici.de

ISBN 3-936525-02-1

Die unterschiedlichen Übungen
erkennen Sie leicht:

im Liegen | im Stand | Pezzi-Ball | Lockerungen | Alltag
im Sitz | Treppe | Dehnungen | Entspannung

Inhalt

		Seite
Vorwort		4
MS-Therapie heute - Medizinische Einführung		5
Einführung in das Übungsprogramm		7
Praktischer Teil	**Übungen**	
• Übungen im Liegen	1 - 8	8
• Übungen im Sitz	9 - 15	14
• Übungen im Stand	16 - 20	20
• Übungen an der Treppe	21 - 23	25
• Übungen auf dem Pezzi-Ball	24 - 28	28
• Dehnungsübungen	29 - 35	32
• Lockerungsübungen	36 - 39	38
• Entspannungspositionen	40 - 43	42
Bewegungstraining im Alltag		45
Hilfsmittel		50
Wichtige Adressen		52

Vorwort

Multiple Sklerose – Ein grundlegender Bestandteil der Therapie dieser Erkrankung ist, dass Sie als Betroffene(r) Ihren Kräften entsprechend so aktiv wie möglich bleiben. Ein regelmäßig ausgeführtes Heimprogramm, auch in Ergänzung zur ambulanten Physiotherapie, kann sie täglich unterstützen, Ihre motorischen Fähigkeiten zu erhalten oder sogar auszubauen.

Da die Ausprägung der Symptome genauso unterschiedlich ist wie der Verlauf der Erkrankung und der Schweregrad der körperlichen Einschränkung, ist es schwierig, ein allgemein gültiges Übungsprogramm zu erstellen. Dennoch haben wir versucht, eine Auswahl von Übungen zusammenzustellen, die möglichst viele MS-Betroffene anspricht.

Dieses Buch soll dazu beitragen, der Erkrankung aktiv zu begegnen und einen Teil der Therapie eigenverantwortlich mitzugestalten: Mehr Mobilität, mehr Selbstständigkeit, mehr soziale Kontakte und die Möglichkeit sich selbst, seinen Körper und dessen Bedürfnisse besser kennen zu lernen - das sind wichtige Voraussetzungen für eine hohe Lebensqualität.

Den Alltag mit Multipler Sklerose so lange wie möglich alltäglich halten - wir hoffen, dass wir Sie und Ihre Angehörigen mit diesem Trainingsprogramm dabei unterstützen können.

Gudrun Warnecke   Diana Braasch

MS-Therapie heute - Medizinische Einführung

Multiple Sklerose ist die häufigste Entzündungskrankheit des zentralen Nervensystems in Deutschland. Ein Viertel der ungefähr 120.000 Betroffenen bleiben über Jahre hinweg symptomfrei und erfahren nie relevante Behinderungen durch die Krankheit. Alle anderen erleben irgendwann im Verlauf ihrer Erkrankung Einbußen, die sie in ihren alltäglichen Verrichtungen sowie in ihrer Mobilität beeinträchtigen und die einer gezielten physiotherapeutischen Behandlung bedürfen. Die Krankheit verläuft bei den meisten Patienten in Schüben, d.h. neurologische Symptome wie Sehstörungen oder motorische Störungen entwickeln sich und bilden sich nach unterschiedlich langer Zeit (meist über Tage bis Wochen, manchmal über Monate) mehr oder weniger komplett zurück. Je länger die Krankheit besteht und je häufiger Schübe auftreten, desto häufiger bleiben Restsymptome der Schübe zurück. Im ungünstigsten Fall verschlechtert sich der Zustand nicht mehr schubförmig, sondern schleichend/kontinuierlich. Sehr selten verläuft die Krankheit von Beginn an ohne Schübe.

Die derzeitigen Therapiestrategien decken gleichwertig drei Bereiche ab:
* Behandlung akuter Krankheitsschübe
* Langzeittherapie
* Therapie einzelner Symptome

Ein akuter Krankheitsschub wird mit Kortison behandelt, meistens in Form einer drei- bis fünftägigen Stoßtherapie mit Infusionen.

Auf dem Gebiet der Langzeittherapie sind in den letzten 10 Jahren entscheidende Fortschritte erzielt worden: durch verschiedene Verfahren der Immunmodulation. Im Einsatz sind derzeit vor allem ß-Interferone und Glatirameracetat. Bei sehr aggressiven Krankheitsverläufen werden zunehmend stark wirksame Immunsuppressiva eingesetzt (vor allem Mitoxantron).

Die symptomatische Therapie verschiedener durch die MS hervorgerufener Symptome umfasst deren medikamentöse – selten auch operative – Behandlung sowie Physiotherapie, Ergotherapie, Hilfsmittelversorgung und ggf. psychologische/psychotherapeutische Betreuung. Die Ziele all dieser Maßnahmen sind der möglichst lange Erhalt von Mobilität und eigenständiger Versorgung.

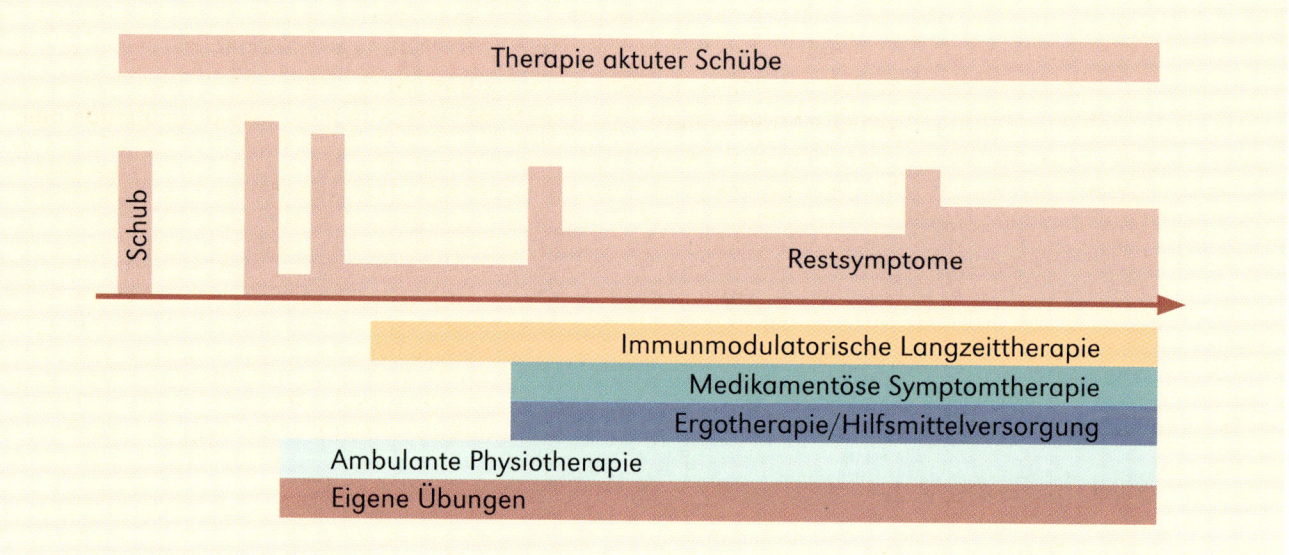

Einordnung der verschiedenen Therapiestrategien im Verlauf der Multiplen Sklerose

Die Physiotherapie der Multiplen Sklerose hat ihre Schwerpunkte in der Behandlung von Lähmungen, Spastik, Feinmotorikstörungen, Koordinations- und Gleichgewichtsstörungen. Sie wird nicht als reines Krafttraining zum Muskelaufbau durchgeführt, sondern zielt darauf ab, Bewegungsabläufe zu korrigieren oder durch andere Bewegungen zu ersetzen. Dazu werden spezielle neurophysiologische Verfahren wie die sog. propriozeptive Neurofaszilitation (PNF) oder die Verfahren nach Bobath oder Vojta eingesetzt. Eine optimale Behandlung gestörter Bewegungsabläufe setzt eine hohe Motivation des Patienten sowie eine enge Kooperation von Arzt, Physiotherapeut und Ergotherapeut voraus. Zusätzlich zum Training mit Therapeuten können Patienten bestimmte Übungen alleine oder mit dem Partner zu Hause durchführen. Alle Bewegungsabläufe sollten mit dem behandelnden Physiotherapeuten abgesprochen und von ihm kontrolliert werden.

Dr. med. M. Florian Bethke

Einführung in das Übungsprogramm

Das Übungsprogramm zeigt verschiedene Möglichkeiten, Muskelkraft, Koordination und Gleichgewicht zu trainieren und die Muskelspannung (Spastik) positiv zu beeinflussen. Die Variation und Ausprägung dieser Symptome ist bei der MS-Erkrankung sehr unterschiedlich. Eine häufige Symptomkombination ist eine Schwäche der Beugemuskulatur, die das Bein anhebt, und eine Spannungserhöhung (Spastik) der Muskulatur, die das Bein streckt. So wurde der Schwerpunkt vieler Übungen auf das Training der Beugemuskulatur in verschiedenen Ausgangsstellungen gelegt.

Das Übungsprogramm beinhaltet verschiedene Schwierigkeitsgrade. Nicht jeder Patient kann alle Übungen ausführen. Die eine oder andere Ausgangsstellung kann vielleicht nicht eingenommen werden. Eine Übung erscheint zu einfach, die andere zu schwierig. Lassen Sie sich dadurch nicht entmutigen, suchen Sie die Übungen aus, die Ihnen sinnvoll erscheinen und die Sie gut ausführen können. Stellen Sie Ihr persönliches Heimprogramm zusammen und besprechen Sie es evtl. mit Ihrer(m) behandelnden Physiotherapeutin(en).

Was Sie beachten sollten:

- Tägliche, kurze Übungssequenzen von ca. 15 bis 20 Minuten.
- Zunächst eher wenige Übungen pro Sequenz wählen, dafür gewissenhaft durchführen.
- Erst steigern, wenn die Übung mit weniger Kraftaufwand ausgeführt werden kann.
- Auswahl der Übungen der Tagesform anpassen. An schlechten Tagen die schwierigen Übungen durch einfachere ersetzen. Überforderung unbedingt vermeiden!
- Jede Sequenz muss Dehnungs- und Lockerungsübungen enthalten (aktive Pausen).
- Alle Übungen sollten langsam, gleichmäßig und kontrolliert über den gesamten Bewegungsweg durchgeführt werden.
- Wichtig bei allen Übungen: Die Muskulatur der Beine darf nicht verkrampfen.
- Übungen, die nur zu einer Seite beschrieben sind, sollen zur anderen Seite in gleicher Weise ausgeführt werden.

Ein regelmäßiger Wechsel zwischen Übungseinheiten, Dehnungen, Lockerungen und Entspannung ermöglicht einen optimalen Erhalt der allgemeinen Beweglichkeit und Belastbarkeit.

Im akuten Schub sollen anstrengende Aktivitäten vermieden werden. Ein leichtes Übungsprogramm mit Schwerpunkt Lockerung und Entspannung kann durchaus beibehalten werden.

Übungen im Liegen

Für die Übungen im Liegen nehmen Sie eine angenehme Position ein
z. B. auf einer Decke oder Matte auf dem Boden, auf dem Sofa oder Bett.
Tragen Sie bequeme Kleidung.

Ausgangsstellung

Beide Füße sind aufgestellt.
Knie und Füße berühren sich nicht.

Übung

* Die rechte Ferse gleichmäßig in die Unterlage stemmen.
* Das linke Bein langsam strecken (nicht ganz durchdrücken)
  und wieder ranziehen.
  Die Ferse schleift über die Unterlage.

1

(!)

* Die Knie nicht ganz strecken.
* Es darf kein Hohlkreuz entstehen.
* Die Knie zeigen immer zur Decke.

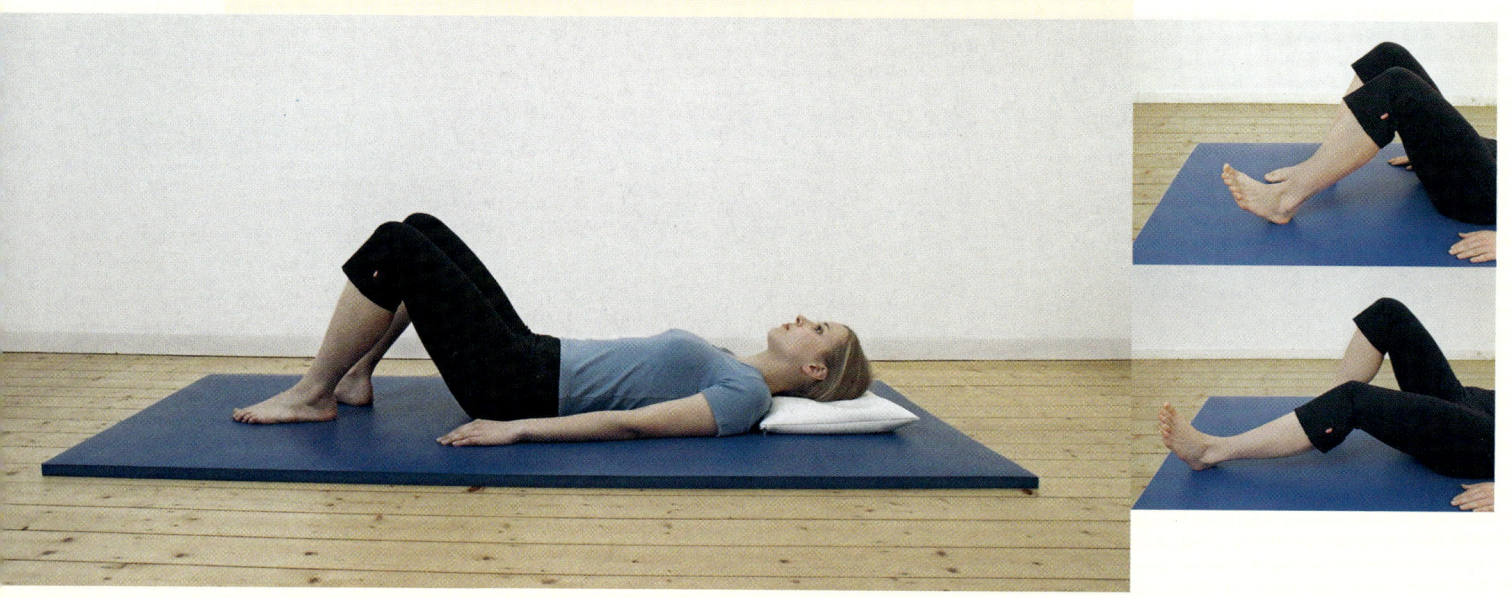

Ausgangsstellung
Beide Füße sind aufgestellt.
Knie und Füße berühren sich nicht.

Übung
- Die Lendenwirbelsäule flach auf die Unterlage drücken und die Spannung halten.
- Beide Beine gegensinnig mit schleifender Ferse beugen und strecken (nicht ganz durchdrücken).
  Während das eine Bein beugt, streckt das andere Bein und umgekehrt.

2

ⓘ
- Die Knie nicht ganz strecken.
- Es darf kein Hohlkreuz entstehen.
- Die Knie zeigen immer zur Decke.

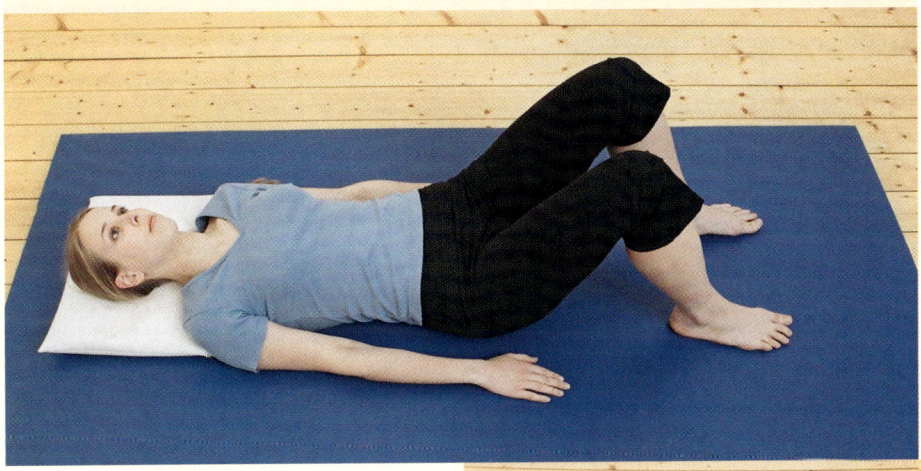

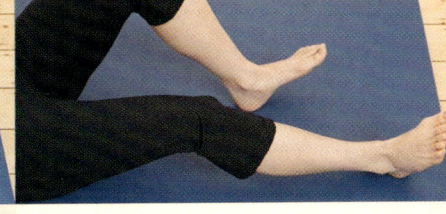

Erleichterung
Die Beine nur wenig strecken (kurzer Bewegungsweg).

Ausgangsstellung

Beide Füße sind eng nebeneinander aufgestellt.
Die Knie berühren sich leicht.

Übung

• Beide Knie gemeinsam abwechselnd zur rechten bzw. zur linken
  Seite absenken (nicht ablegen) und zur Mittelstellung zurückführen.

3

ⓘ
• Die Beine behalten auf
  dem ganzen Bewegungs-
  weg den Kontakt zuein-
  ander, dürfen jedoch
  nicht zusammengedrückt
  werden.

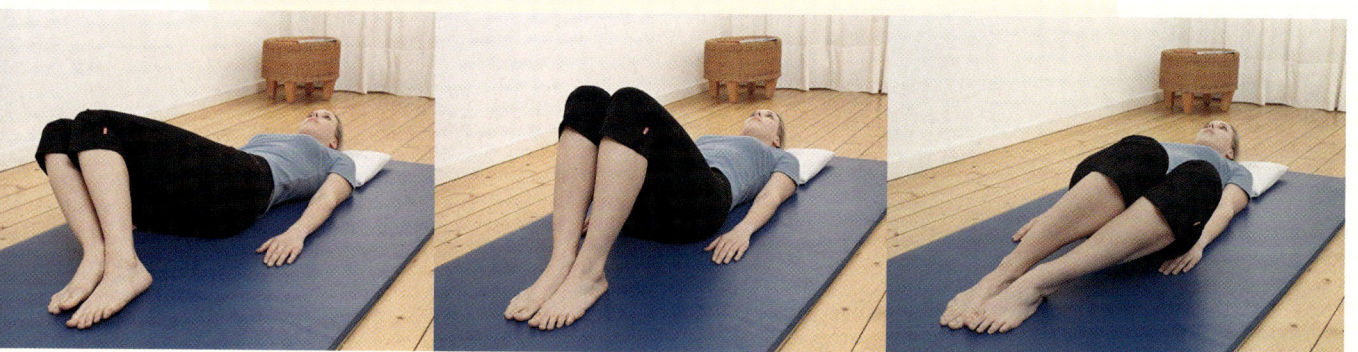

Ausgangsstellung

Beide Füße sind aufgestellt.
Füße und Knie stehen ca. 10 cm auseinander.

Übung

• Das rechte Knie langsam zur Seite absenken (nicht ablegen) und
  zur Mitte zurückführen.
• Das linke Bein bleibt kontrolliert ruhig in der Mittelstellung.

4

ⓘ
• Die Übung bezieht sich
  auf das linke Bein, das
  bewusst ruhig in der Ausgangsposition gehalten
  werden soll.

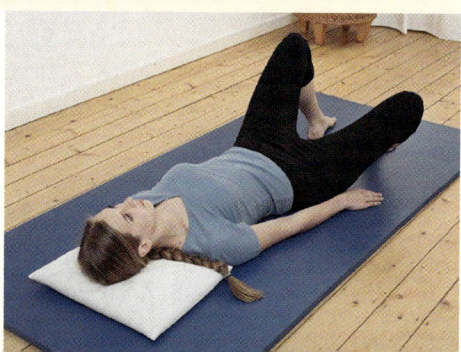

Ausgangsstellung

Der linke Fuß ist aufgestellt.
Das rechte Knie ist angebeugt und zum Bauch gezogen.

Übung

• Das Becken zu einer Brücke anheben und halten.

Erschwerung

Das Becken heben und senken, ohne es zwischendurch abzulegen.

5

①
• Es darf kein Hohlkreuz
  entstehen.
• Das Becken darf nicht zu
  einer Seite abkippen.
• Das linke Knie zeigt zur
  Decke, die ganze Fußsohle
  hat Bodenkontakt.

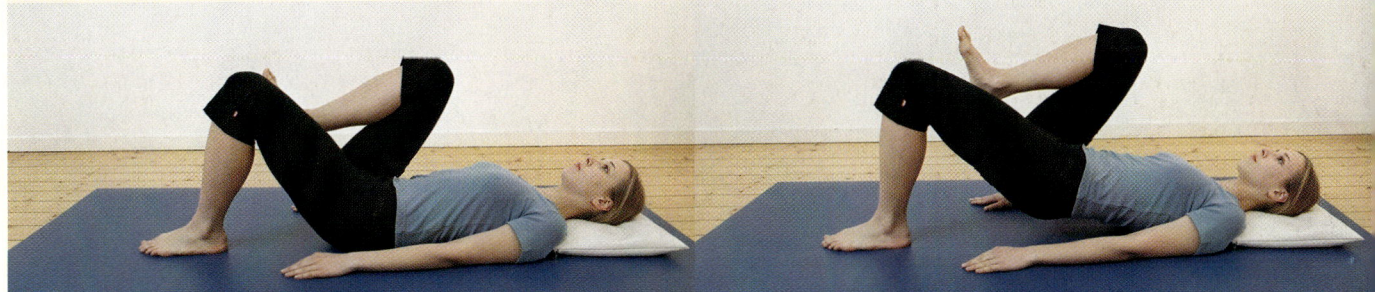

Erleichterung

• Das rechte Bein liegt auf einem Quader (Stuhl, Hocker, Polsterkissen,
  Kiste o. ä.).

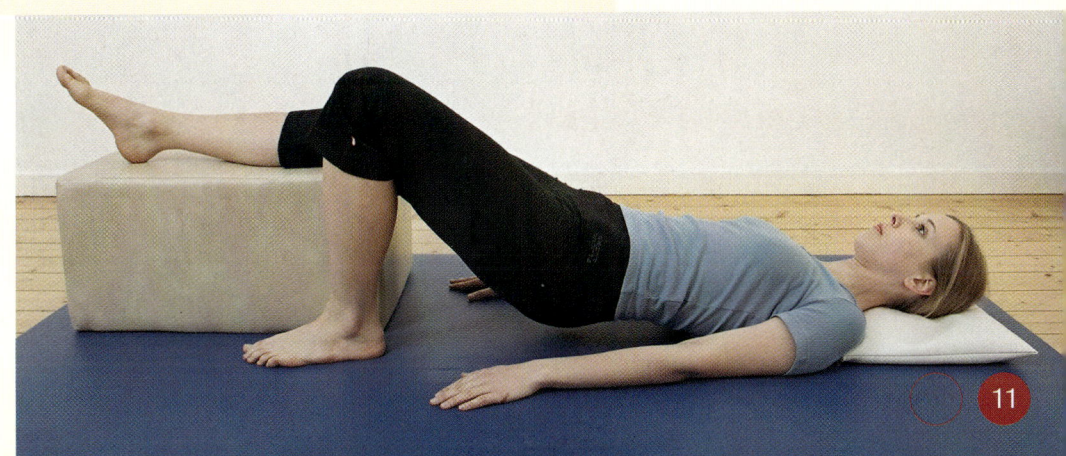

Ausgangsstellung 6

Beide Knie sind angebeugt und zum Bauch gezogen.
Der Kopf ist angehoben und wird von den Händen gehalten.

Übung

- Die Lendenwirbelsäule flach auf die Unterlage drücken und die Spannung halten.
- Die Knie im Wechsel ein wenig vom Bauch wegbewegen und wieder ranziehen.

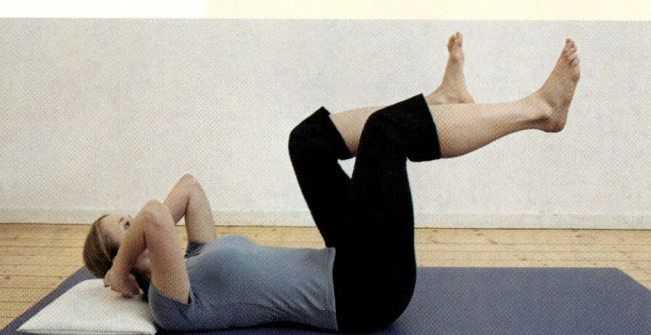

- Die Lendenwirbelsäule darf den Bodenkontakt nicht verlieren.
- Die Übung hat einen kurzen Bewegungsweg.

Ausgangsstellung 7

Beide Füße sind aufgestellt, ca. hüftbreit auseinander.
Der linke Arm liegt neben dem Körper.

Übung

- Den rechten Arm diagonal am linken Oberschenkel vorbeischieben, den Kopf dabei anheben.
- Den Oberkörper seitlich hochrollen bis zum Unterarmstütz auf den linken Arm. (Den linken Ellenbogen dabei etwas zurückziehen.)

- Die Knie verbleiben stabil in der Ausgangsstellung und drücken nicht zusammen.

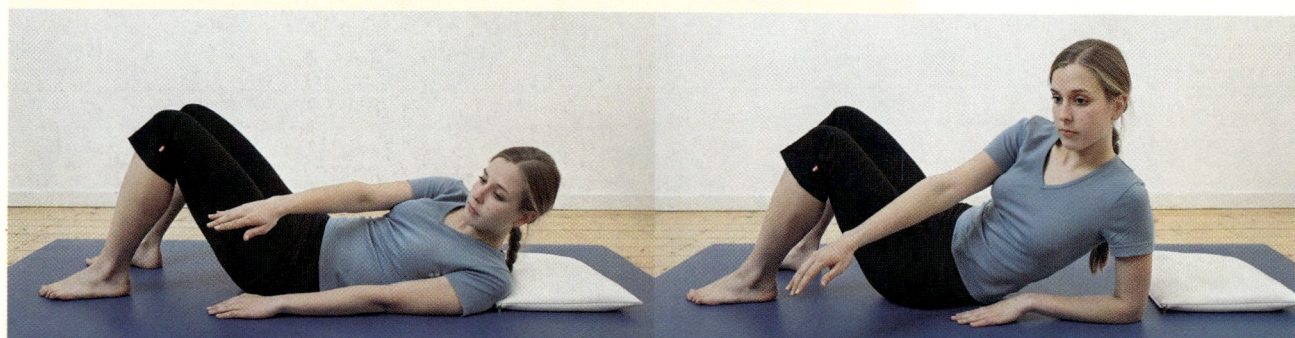

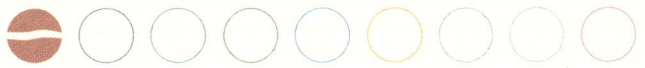

Ausgangsstellung

8

Seitenlage links.
Beide Beine liegen in Hüfte und Knie leicht gebeugt aufeinander.
Die rechte Hand ist vor dem Körper aufgestützt.

Übung

• Das obere Bein leicht anheben.
• Die rechte Fußinnenseite abwechselnd vor und hinter dem unteren Bein auf die Unterlage tippen (nicht ablegen).

⊘

• Die Bewegung findet in der Hüfte statt.
• Die Seitenlage muss gehalten werden, das Becken kippt nicht vor oder zurück.
• Das Knie zeigt nach vorne, nicht zur Decke.

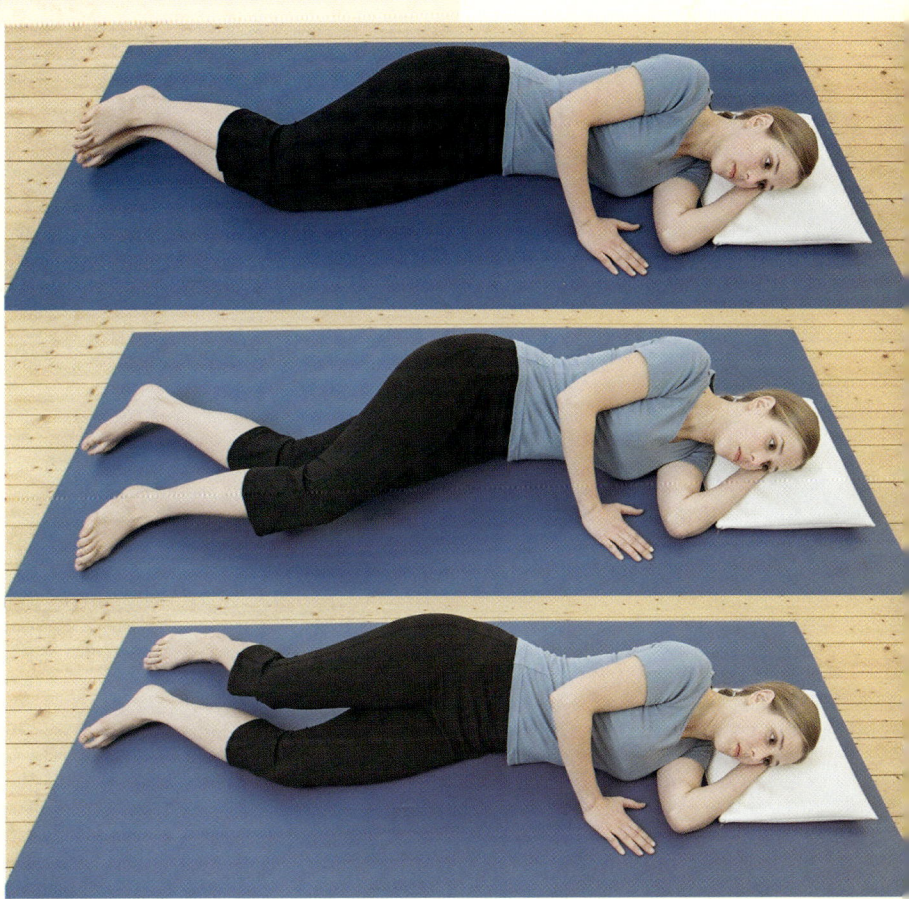

Übungen im Sitz

Ausgangsstellung für alle folgenden Übungen im Sitz:

- Der Stuhl soll eine feste Sitzfläche haben.
- Der Sitz soll so hoch sein, dass die Oberschenkel eine leicht abschüssige Linie zeigen (Hüfte höher als Knie).
- Auf der vorderen Hälfte des Stuhles sitzen.
- Die Füße stehen senkrecht unter den Knien, mit den Fußsohlen flach auf dem Boden.
- Knie und Füße stehen jeweils etwas mehr als hüftbreit auseinander und zeigen leicht nach außen.
- Das Becken ist leicht nach vorne gekippt (leicht angedeutetes Hohlkreuz).
- Der Brustkorb steht über dem Becken.
- Schultern und Arme hängen locker.
- Der Kopf ist nach hinten gezogen, Richtung Doppelkinn.

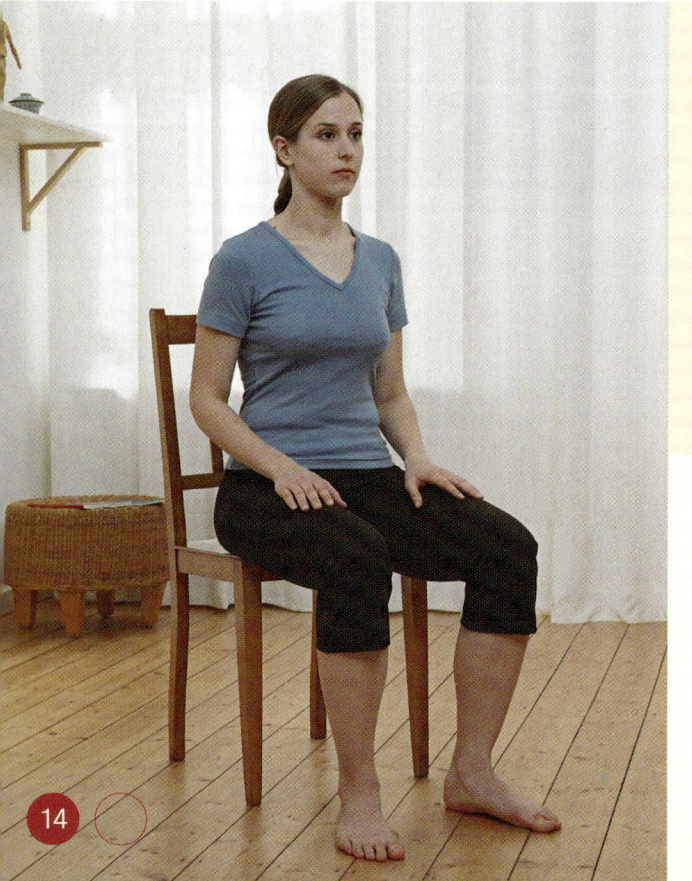

Übung   9
- „Aufrecht Sitzen" ist eine einfache Übung, die jederzeit und überall durchgeführt werden kann.

Ausgangsstellung

Sitz wie beschrieben (siehe Übung 9).

Übung

- Die rechte Ferse gleichmäßig in den Boden stemmen.
- Das linke Bein leicht anheben und für einige Sekunden in der Position halten. Diese Übung mit dem rechten und linken Bein im Wechsel durchführen.

Erleichterung

- Ganz hinten auf dem Stuhl sitzen und anlehnen, die aufrechte Sitzposition beibehalten.

(!)

- Der linke Fuß schwebt nur einige Zentimeter über dem Boden.
- Das Becken und der Rücken verbleiben ruhig in der aufrechten Ausgangsposition, das leichte Hohlkreuz bleibt erhalten.

10

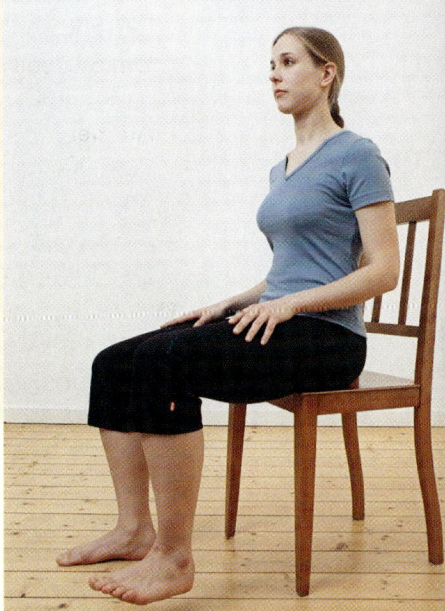

Ausgangsstellung

Sitz wie beschrieben (siehe Übung 9).

11

Übung

- Den linken Fuß auf dem Boden soweit unter den Stuhl zurückziehen bis die Ferse den Kontakt verliert.
- Jetzt die Ferse gezielt in den Boden stemmen.
- Die Zehen und den Vorfuß hochziehen und die Position für einige Sekunden halten.
- Dann die Spannung lösen.
- Das Stemmen der Ferse in den Boden und das Loslassen der Spannung mehrmals wiederholen.

- Während der gesamten Übung darf der linke Fußballen nicht in den Boden drücken.

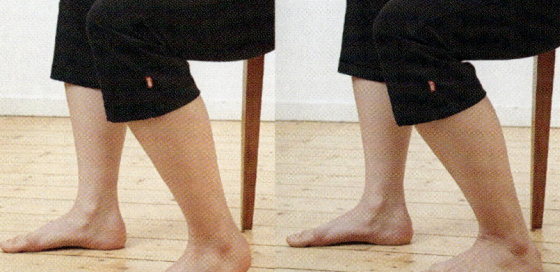
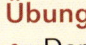

12

Ausgangsstellung
Sitz wie beschrieben (siehe Übung 9).
Die Hände halten einen Stab vor dem Körper.

Übung
- Den Stab langsam nach vorne schieben, die Arme strecken sich.
- Der Oberkörper folgt der Bewegung mit geradem Rücken nach vorne.
- Den Stab wieder zurückziehen, den geraden Rücken nach hinten in die Ausgangsstellung bewegen.
- Langsames Bewegen vor und zurück, ca. 5 Sek. pro Weg. Die zunehmende Belastung unter den Fersen bei der Oberkörpervorneige erspüren.

ⓘ
- Die Oberkörpervorneige erfolgt durch die Beckenbewegung nach vorne, das leichte Hohlkreuz bleibt erhalten.
- Die Fußballen dürfen nicht in den Boden drücken.

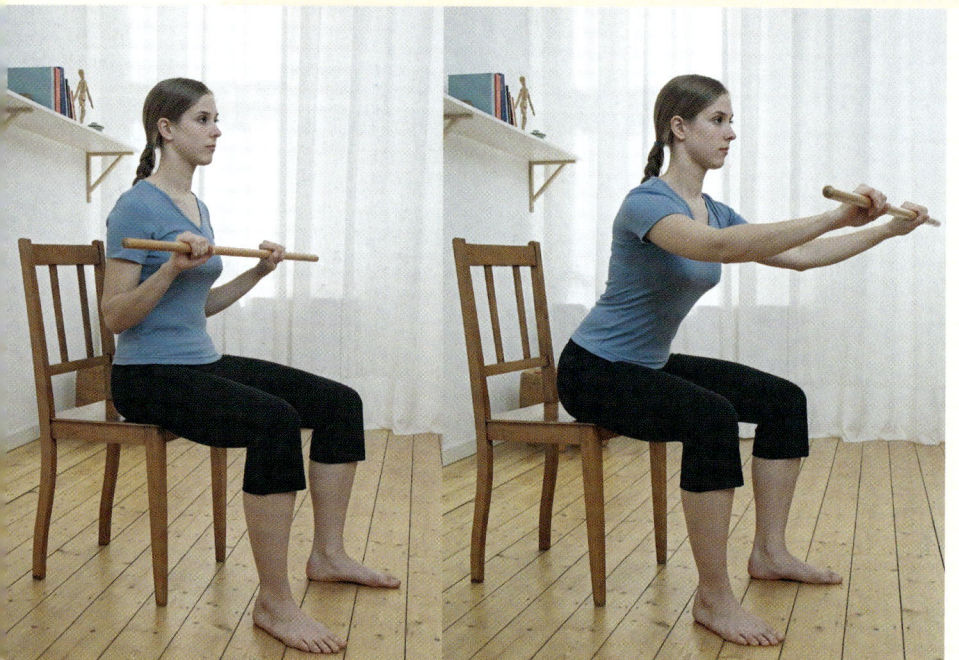

Erschwerung
- Auf dem Rückweg den Oberkörper ein wenig über die Mittelstellung hinaus nach hinten bewegen.

ⓘ
- Die Fersen behalten Bodenkontakt.

Ausgangsstellung

Sitz wie beschrieben (siehe Übung 9).
Die Hände halten einen Stab vor dem Körper.

Übung

- Den Stab langsam zur rechten und linken Seite führen.
- Den Oberkörper und Kopf langsam bis zum Bewegungsende mitdrehen, ca. 5 Sek. pro Weg.

ⓘ

- Der Rücken bleibt gerade (leichtes Hohlkreuz).
- Die Fußsohlen bleiben flach auf dem Boden stehen.
- Die Knie fallen nicht nach innen oder außen.

13

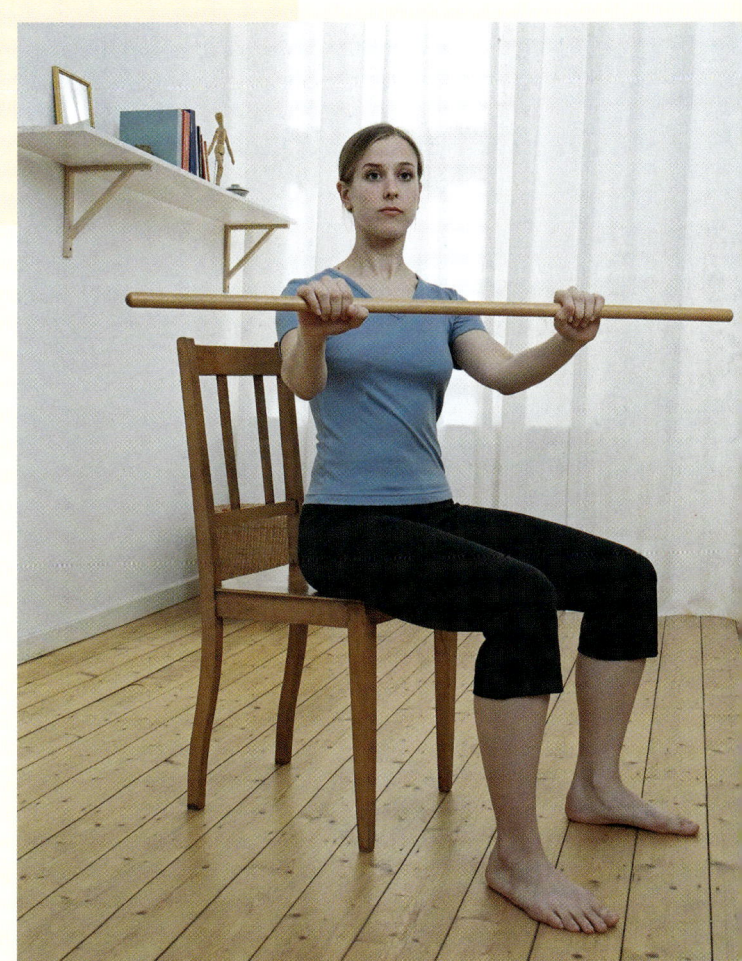

Ausgangsstellung

Sitz wie beschrieben (siehe Übung 9), vor einem Tisch.
Die Hände liegen locker auf.

Übung

- Den Oberkörper mit geradem Rücken nach vorne neigen.
- Das Gesäß langsam anheben und die Knie dabei leicht strecken.
  Nicht in den Stand hochkommen.
- Diese Position für einen kurzen Moment halten, dann das Gesäß
  langsam wieder absetzen.
  Der Oberkörper bleibt nach vorne geneigt, bis das Gesäß Kontakt
  mit dem Stuhl hat.

14

(!)

- Die Hände stützen und ziehen nicht.
- Die Knie zeigen immer nach außen, dürfen nicht nach innen abweichen.
- Die Hauptbelastung ist unter den Fersen.

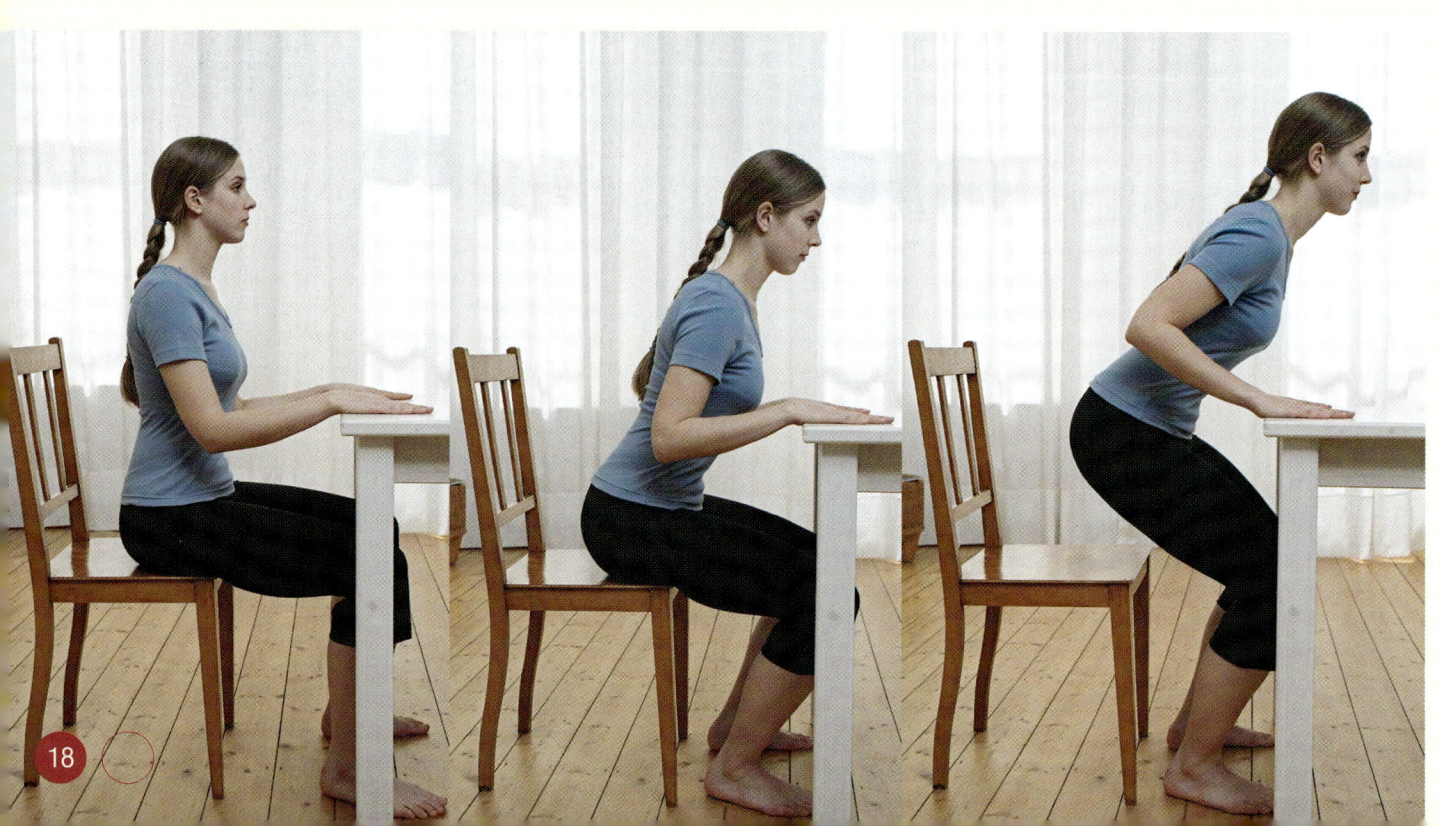

Ausgangsstellung

Sitz wie beschrieben (siehe Übung 9), vor einem Tisch.
Die Unterarme liegen locker auf.

Übung

- Das Becken so nach vorne rollen, dass ein Hohlkreuz in der Lendenwirbelsäule entsteht. Das Becken kippt dabei nach vorne zu den
Oberschenkeln.
- Danach das Becken nach hinten rollen, die Lendenwirbelsäule
wird dabei rund. Das Becken kippt von den Oberschenkeln weg.

15

$\oslash$

- Die Bewegung des
Beckens verändert die
Stellung der Lendenwirbel-
säule.
- Oberkörper und Kopf
verbleiben ruhig in der
Ausgangsposition.
- Die Knie fallen weder
nach innen noch nach
außen.

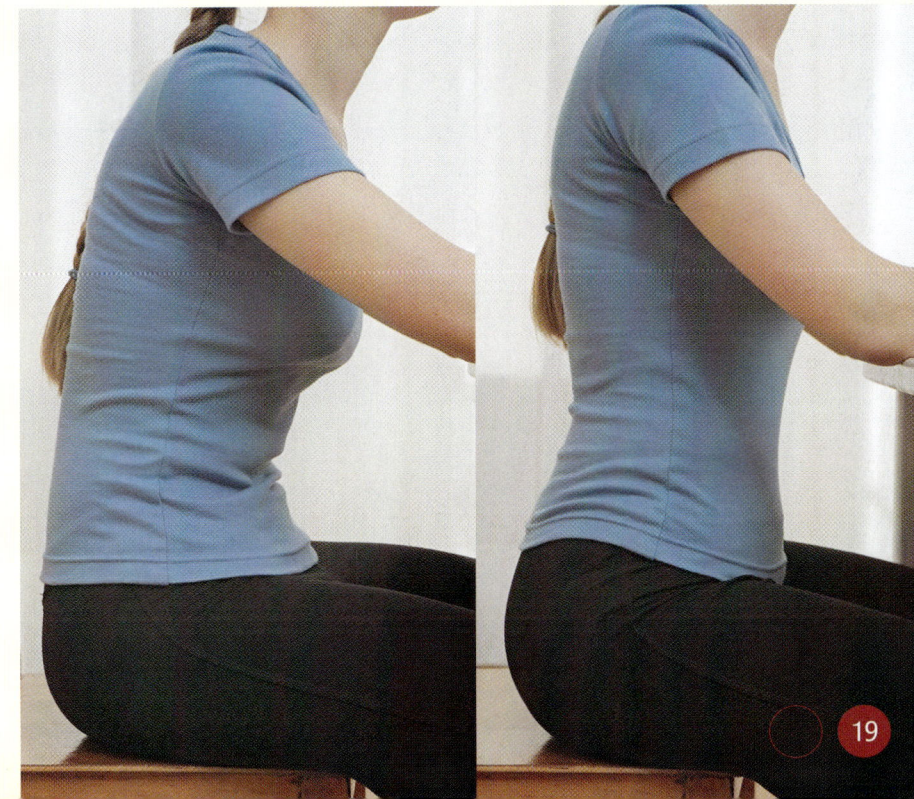

Übungen im Stand

Ausgangsstellung für alle folgenden Übungen im Stand:

- Die Füße stehen ca. hüftbreit auseinander.
- Die ganzen Fußsohlen sind gleichmäßig belastet.
- Die Fußspitzen und Knie zeigen leicht nach außen.
- Die Knie sind gestreckt, jedoch nicht nach hinten durchgedrückt.
- Die Hüften sind gestreckt (der Bauchnabel nach oben gezogen).
- Die Schultern und Arme hängen locker.
- Der Kopf ist nach hinten gezogen, Richtung Doppelkinn.

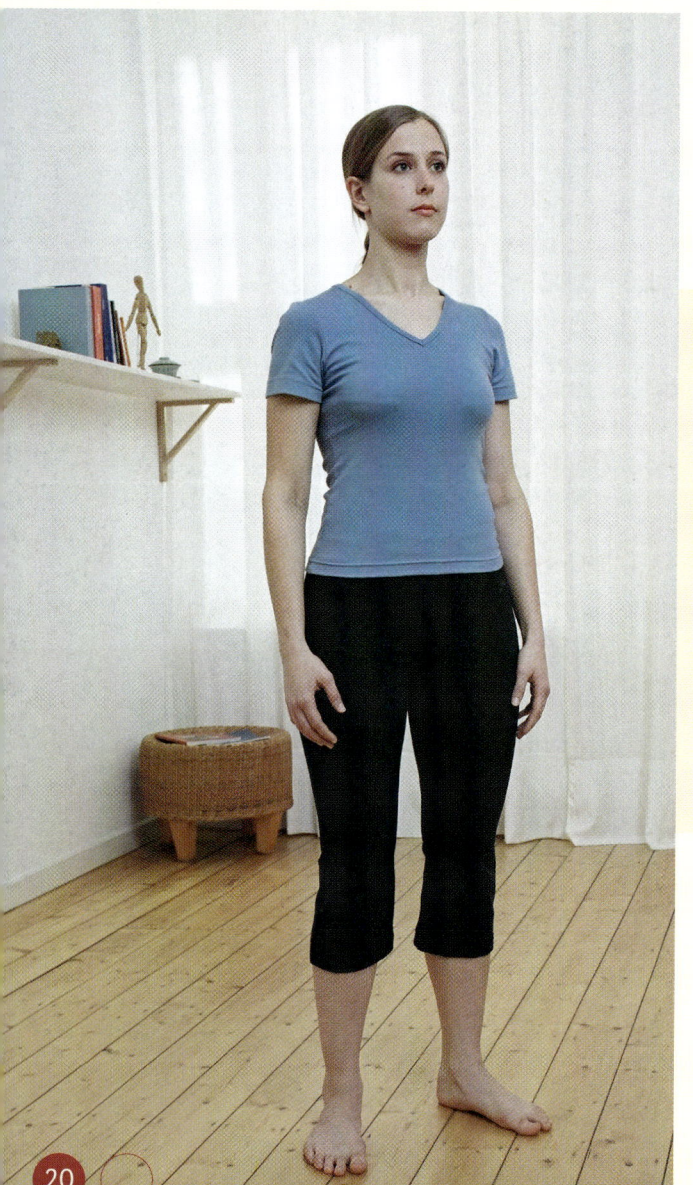

Übung   16

- Der „Freie Stand" ist eine einfache und wirksame Übung, die jederzeit und überall durchgeführt werden kann z.B. zur Verbesserung des Gleichgewichtes.

Erleichterung

- Bei starker Unsicherheit die Hände in Schulterhöhe an eine Wand legen.

Erschwerung

- Den Kopf zur rechten und linken Seite drehen.
- Oder: Die Arme gleichzeitig oder abwechselnd vor und zurück schwingen.

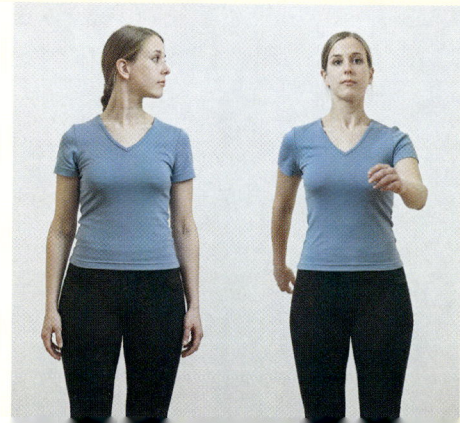

Ausgangsstellung 17

Seitlicher Stand an einer Kommode, Spüle, o.ä.
Die Füße stehen hüftbreit auseinander, ca. 10 bis 15 cm (von der Körpergröße abhängig) von der Kommode entfernt.
Die linke Hand liegt locker auf.

Übung

• Das Gewicht langsam auf das linke Bein verlagern, bis die linke Hüfte die Kommode berührt, jedoch nicht anlehnt.
• Die zunehmende Belastung des linken Beines und das Leichtwerden des rechten Beines erspüren.

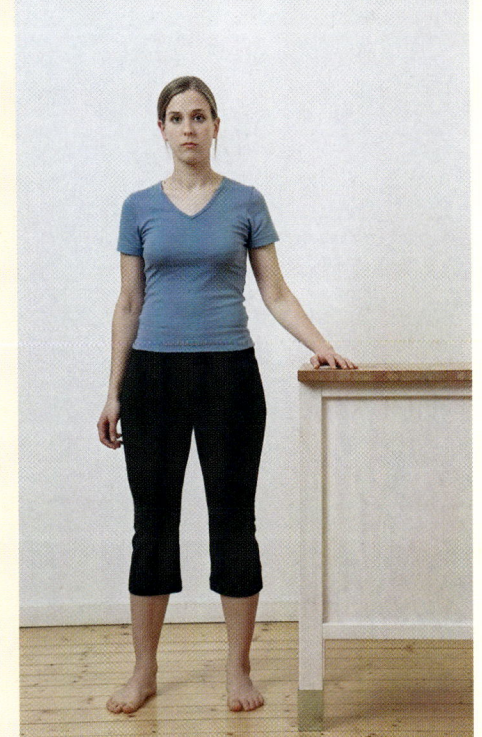

Erschwerung

• Zunächst das Gewicht langsam auf das linke Bein verlagern, die Hüfte berührt die Kommode nur leicht.
Erst dann das rechte Bein einige Zentimeter vom Boden abheben.

Weitere Erschwerung

• Die Hüfte berührt die Kommode nicht. „Freier Einbeinstand"

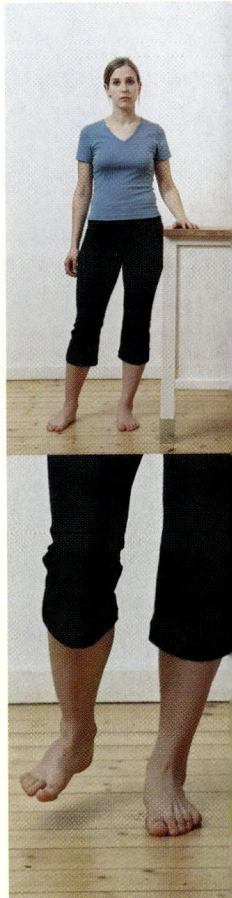

(!)
• Die Hüfte lehnt nicht an.
• Das linke Knie ist gestreckt, jedoch nicht nach hinten durchgedrückt.
• Die linke Hand liegt locker auf, stützt jedoch nicht.
• Nicht zu den Füßen schauen, um den aufrechten Stand beizubehalten.

Ausgangsstellung

Schrittstellung vor einer Kommode, Spüle o.ä.
Die Hände liegen locker auf.

Übung

- Das Gewicht langsam auf das vordere Bein verlagern.
- Das Becken (die Leiste) nach vorne schieben, bis die vordere Hüfte ganz gestreckt ist.
  Währenddessen fällt das hintere Knie locker nach vorne unten in die Beugung.
  Der Fuß rollt kontrolliert bis zum Fußballen hoch.

(!)

- Das vordere Bein und der Oberkörper bilden eine Senkrechte.
- Das vordere Knie ist gestreckt, jedoch nicht nach hinten durchgedrückt.
- Der hintere Fußballen drückt nicht in den Boden.
- Die hintere Ferse kippt nicht nach innen oder außen.
- Die Hände liegen nur locker auf, ziehen und stützen nicht.

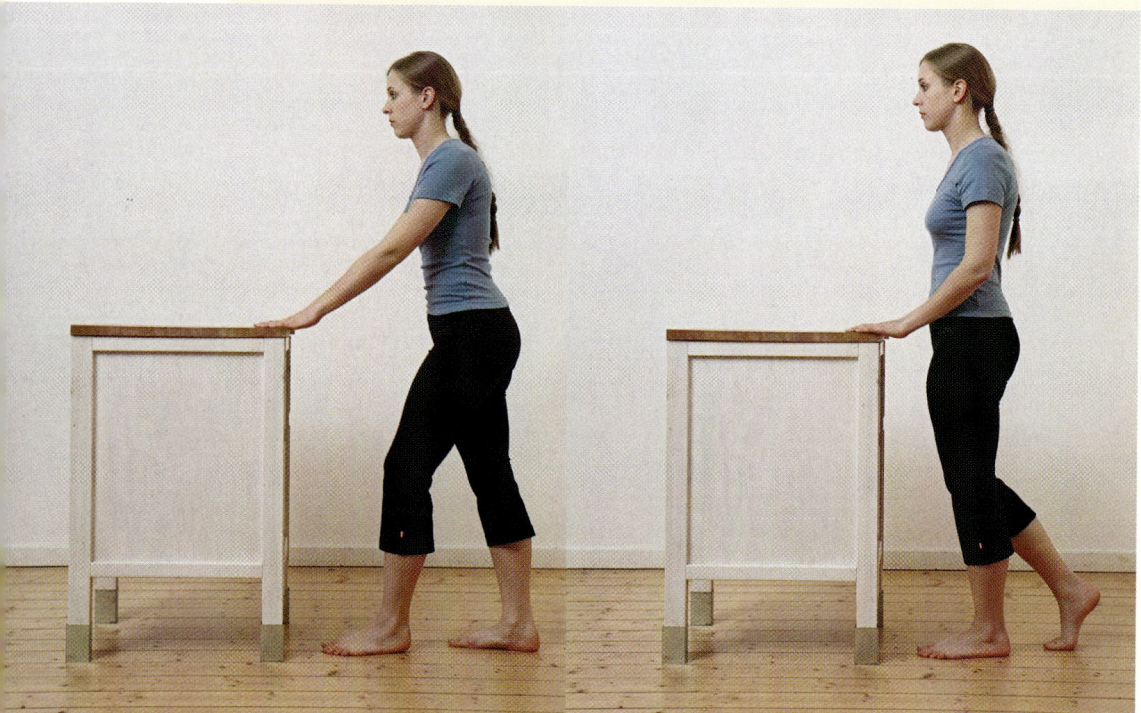

Ausgangsstellung

Stand mit dem Rücken zur Wand.
Rücken und Gesäß haben leichten Kontakt zur Wand.
Die Füße stehen nah zur Wand und eng nebeneinander.

Übung

1. Den linken Fuß einen Schritt zur Seite stellen. Das Körpergewicht verbleibt dabei auf dem rechten Bein (der Rücken rutscht nicht zur linken Seite rüber).
2. Erst jetzt das Gewicht auf das linke Bein verlagern (Rücken und Becken gleiten an der Wand entlang).
3. Mit dem rechten Fuß der Bewegung folgen und neben den linken Fuß stellen.
• Zwischen den Übungsabschnitten 1, 2 und 3 jeweils eine kurze Pause einlegen.

Erleichterung

• Kleinere Seitwärtsschritte.

(!)
• Die Knie sind gestreckt, jedoch nicht nach hinten durchgedrückt.

19

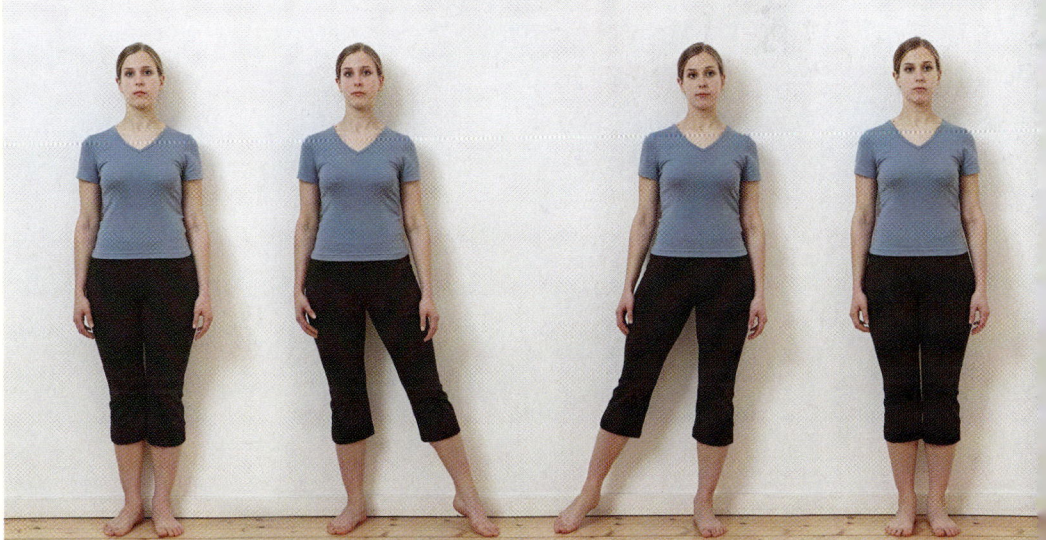

Ausgangsstellung

Kniestand in einem Sessel oder Sofa.
Die Füße hängen frei.
Die Hände liegen locker auf der Rückenlehne.

Übung

- Das Gesäß in Richtung Fersen senken (nicht absetzen),
  den Oberkörper dabei nach vorne neigen.
- Rückweg: Das Gesäß wieder in die Senkrechte hochbringen,
  und das Becken (die Leisten) nach vorne schieben.

Variation

- Das Gesäß auch nach rechts und links absenken.

20

ⓘ
- Die Arme ziehen den
  Körper auf dem Rückweg
  nicht hoch.
- Auf dem gesamten Bewegungsweg den geraden
  Rücken beibehalten.

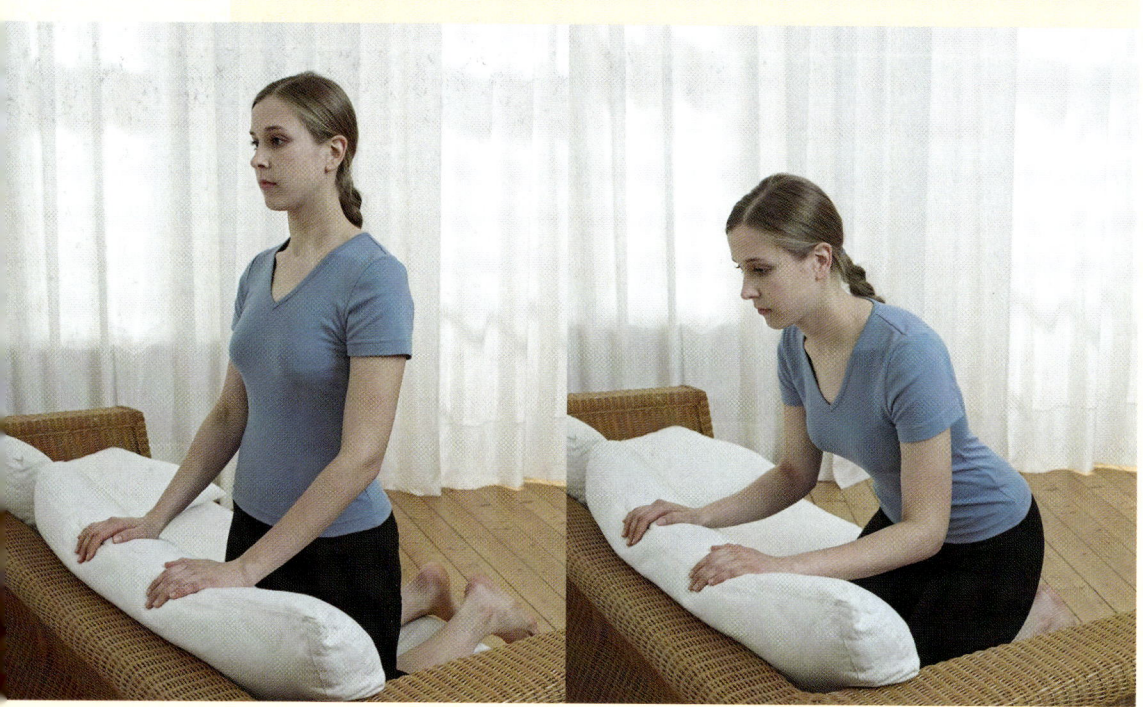

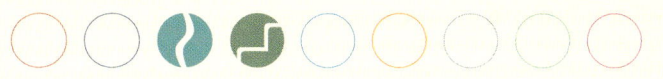
Übungen an der Treppe

Nutzen Sie auch die Treppe als Trainingsmöglichkeit. Die Übungen 21 und 23 können auch an einem Fußbänkchen, einer kleinen Kiste o. ä. durchgeführt werden. Wichtig ist, dass Sie sich bei allen Übungen sicher fühlen.

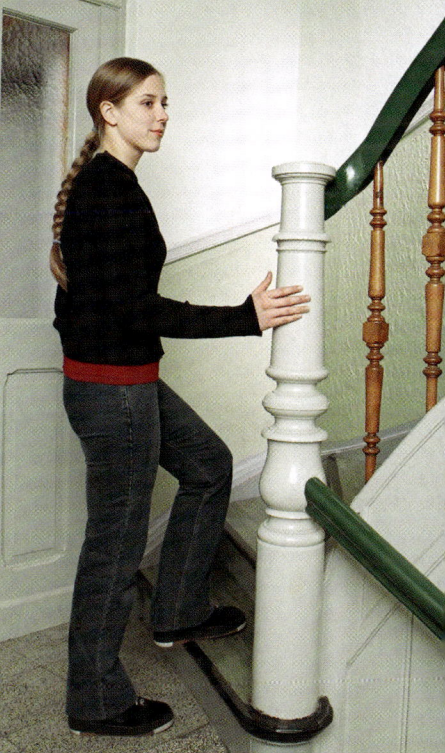

Ausgangsstellung

21

Stand vor der Treppe.
Bei Unsicherheiten liegt eine Hand auf dem Geländer, zieht und stützt jedoch nicht.

Übung

- Den rechten und linken Fuß im Wechsel langsam auf die erste Stufe und zurück auf den Boden stellen.
  Das Körpergewicht verbleibt dabei auf dem hinteren Standbein.

- Das hintere Knie ist gestreckt, jedoch nicht nach hinten durchgedrückt.

Erschwerung

- Mit dem linken Fuß mehrmals im Wechsel leicht an die erste Stufe und neben den rechten Fuß auf den Boden tippen, ohne den Fuß abzustellen.

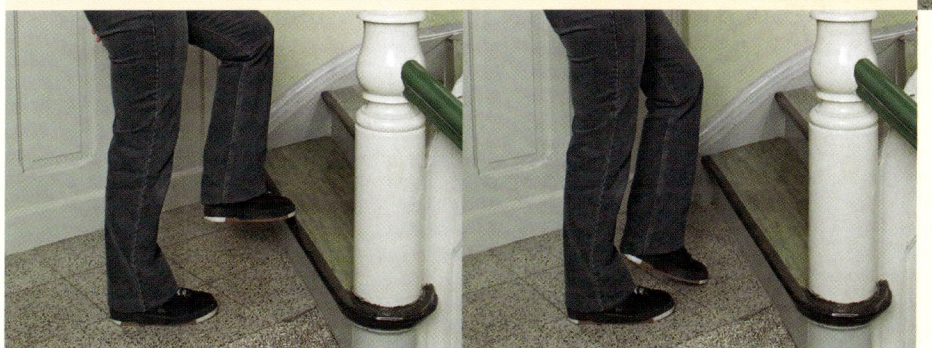

ⓘ
- Der Fuß berührt die Stufe und den Boden nur leicht.
- Das rechte Knie ist gestreckt, jedoch nicht nach hinten durchgedrückt.

Ausgangsstellung

Stand auf der ersten Stufe.
Eine Hand liegt auf dem Geländer.

Übung

- Das rechte Bein langsam nach hinten auf den Boden stellen.
Den Fuß zuerst mit dem Fußballen aufsetzen und langsam,
kontrolliert bis zur Ferse abrollen.
Das nun am Boden stehende Bein trägt das Körpergewicht.
Bei dieser Übung steht das kontrollierte Abrollen des rechten
Fußes im Vordergrund.

22

⊙
- Das rechte Knie ist gestreckt, jedoch nicht nach hinten durchgedrückt.
- Das linke Knie weicht nicht nach innen oder außen ab.

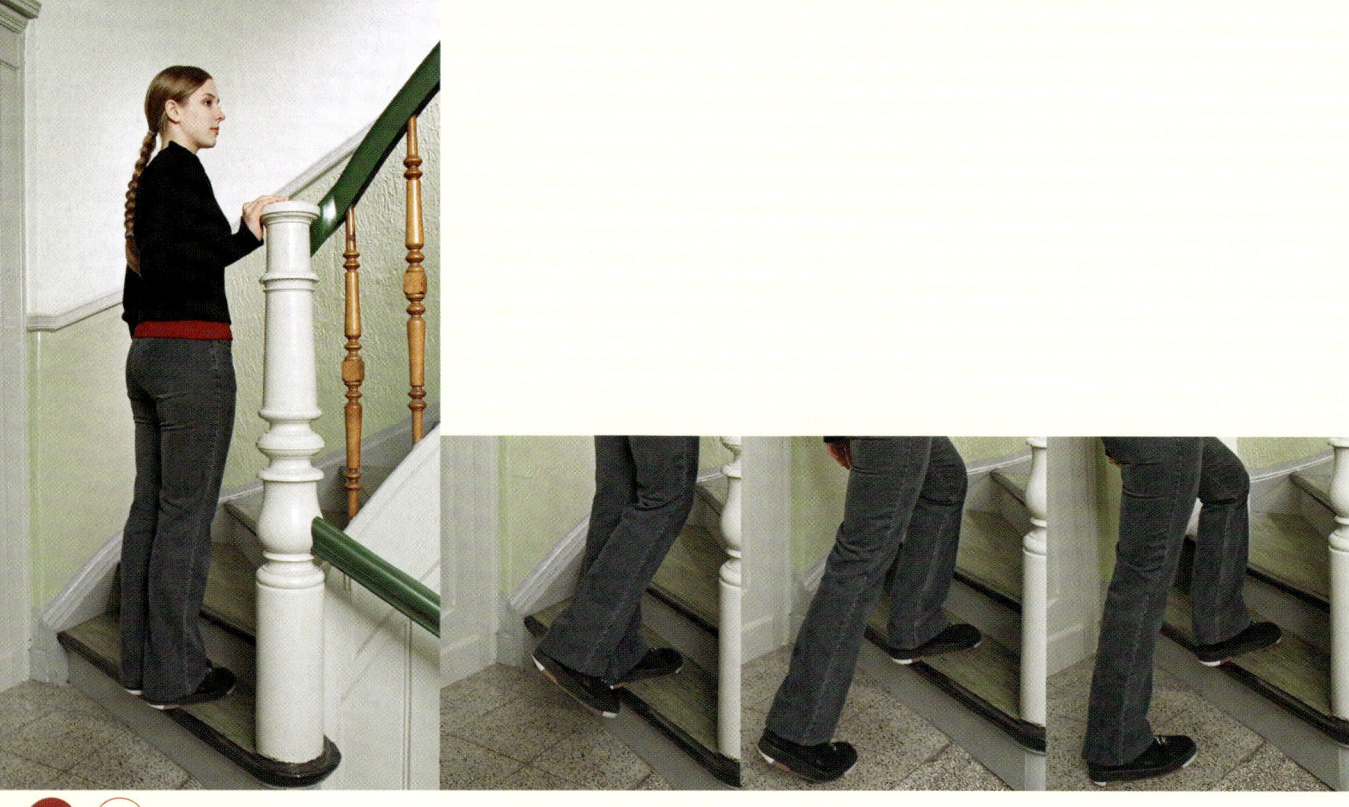

Ausgangsstellung

23

Seitlicher Stand an der Treppe.
Bei Unsicherheiten liegt eine Hand auf dem Geländer bzw. in Schulterhöhe an der Wand, zieht und stützt jedoch nicht.

Übung

• Den linken Fuß langsam im Wechsel auf die erste Stufe und zurück neben den rechten Fuß auf den Boden stellen.
Das Körpergewicht verbleibt dabei auf dem unteren Standbein.

• Das rechte Knie ist gestreckt, jedoch nicht nach hinten durchgedrückt.

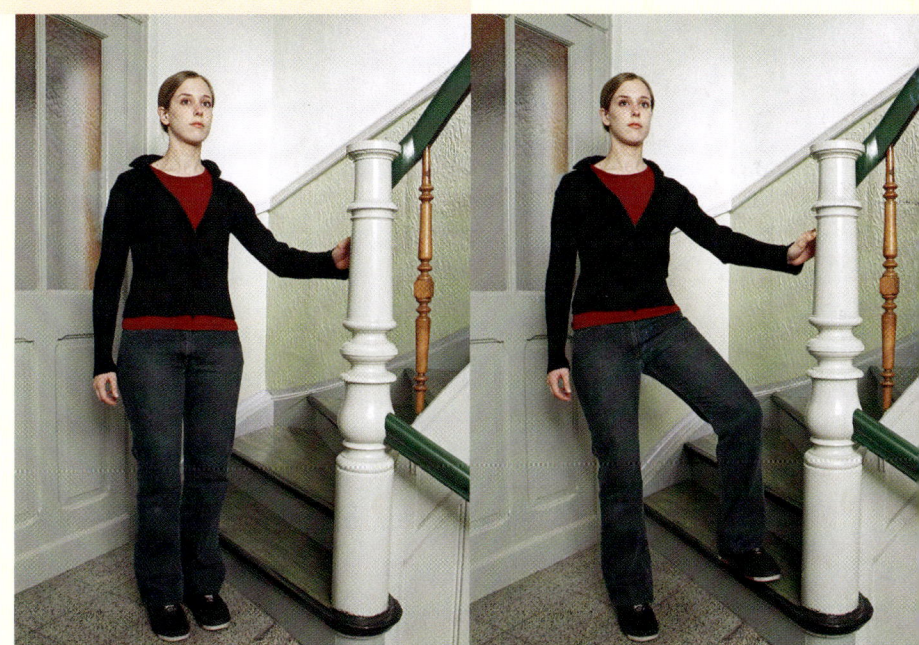

Variation

• Seitwärts die Treppe hoch und runter gehen (nur an der Geländerseite).
Beide Hände gleiten auf dem Geländer mit, ziehen den Körper jedoch nicht hoch.

Übungen auf dem Pezzi-Ball

Der Pezzi-Ball wird in der Therapie häufig eingesetzt um Gleichgewicht, Koordination und Rumpfstabilität zu förden. Achten Sie bei den Übungen auf dem Pezzi-Ball unbedingt auf ihre Sicherheit. Legen Sie den Ball deshalb zunächst in eine Raumecke und führen Sie dort die Übungen aus. Erst wenn Sie sich an das labile Übungsgerät gewöhnt haben und Sie sich ausreichend sicher fühlen, können Sie im Raum üben. Die Möglichkeit, sich bei Unsicherheiten an einer Wand, einem Tisch, einer Sofalehne o. ä. festzuhalten, sollte aber immer gegeben sein. (Größe des Balles: 65 cm)

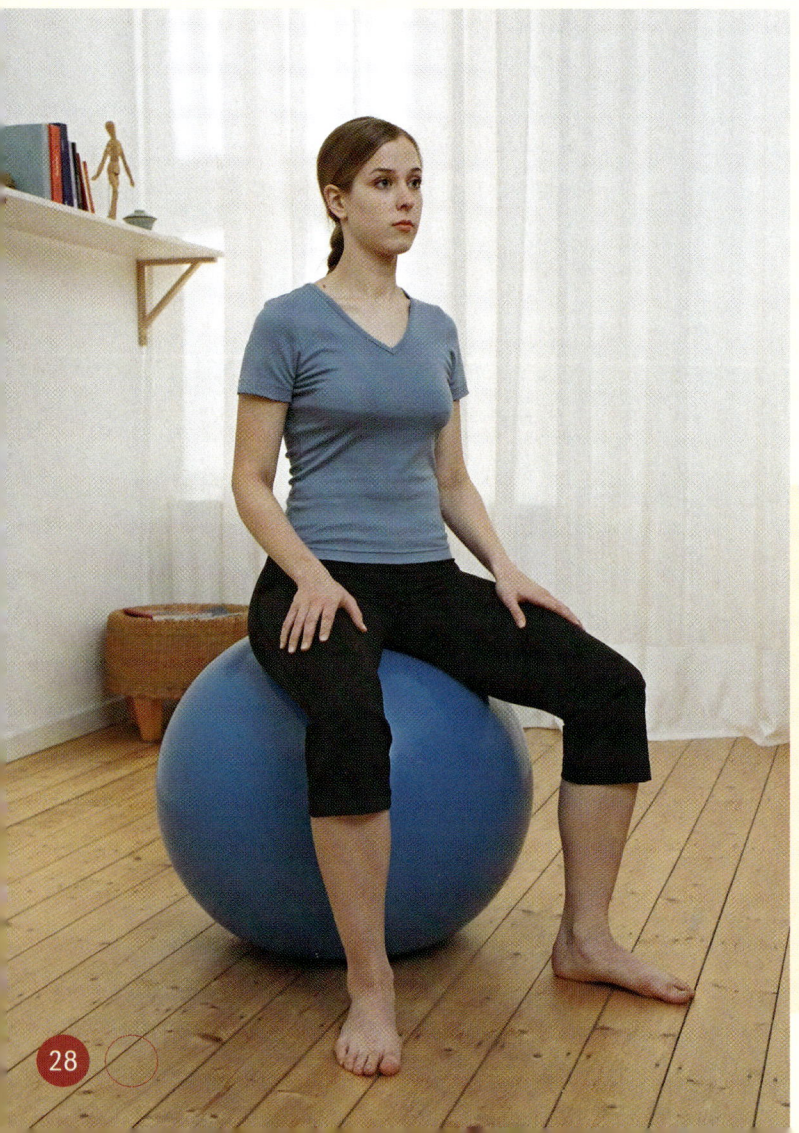

Ausgangsstellung für alle Übungen im Sitz auf dem Pezzi-Ball:

- Die Füße stehen mehr als hüftbreit auseinander, flach auf dem Boden.
- Die Fußspitzen und Knie zeigen leicht nach außen.
- Die Knie stehen senkrecht über den Füßen.
- Die Unterschenkel haben ausreichend Abstand zum Ball.
- Das Becken ist nach vorne gekippt (leicht angedeutetes Hohlkreuz).
- Der Rücken ist gerade.
- Die Hände liegen locker auf den Oberschenkeln.

Übung   24

- Ganz ruhig sitzen, weder der Körper noch der Ball bewegen sich.
- Ist die Übung zu schwierig oder zu unsicher: die Füße weiter auseinander stellen.
- Ist die Übung zu einfach: die Füße enger zusammenstellen. Jedoch nur so weit, dass der ruhige Sitz sicher beibehalten werden kann.

Erleichterung
- Die Hände auf die Oberschenkel stützen.

Erschwerung
- Beide Arme langsam zur Seite, nach oben oder nach vorne bewegen.

Ausgangsstellung

Sitz wie beschrieben (siehe Übung 24).
Beide Arme sind nach vorne gestreckt, die Hände sind gefaltet.

25

Übung

- Arme, Schultergürtel und Kopf langsam zur Seite drehen und einen Moment ruhig in der Endposition verbleiben.
  Rechts und links im Wechsel.
- Ist die Übung zu schwierig: die Füße weiter auseinander stellen.
- Ist sie zu einfach: die Füße enger zusammenstellen.

Erleichterung

Nur den Kopf langsam zur Seite drehen und einen Moment in der Endposition verbleiben.

⚠️

- Der Sitz muss ruhig und sicher beibehalten werden können.
- Der Rücken bleibt gerade (leichtes Hohlkreuz).
- Die Knie fallen nicht nach innen oder außen.
- Die Füße bleiben fest auf dem Boden stehen.

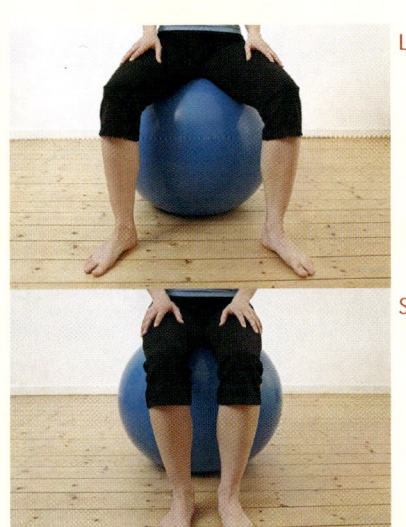

Leicht

Schwierig

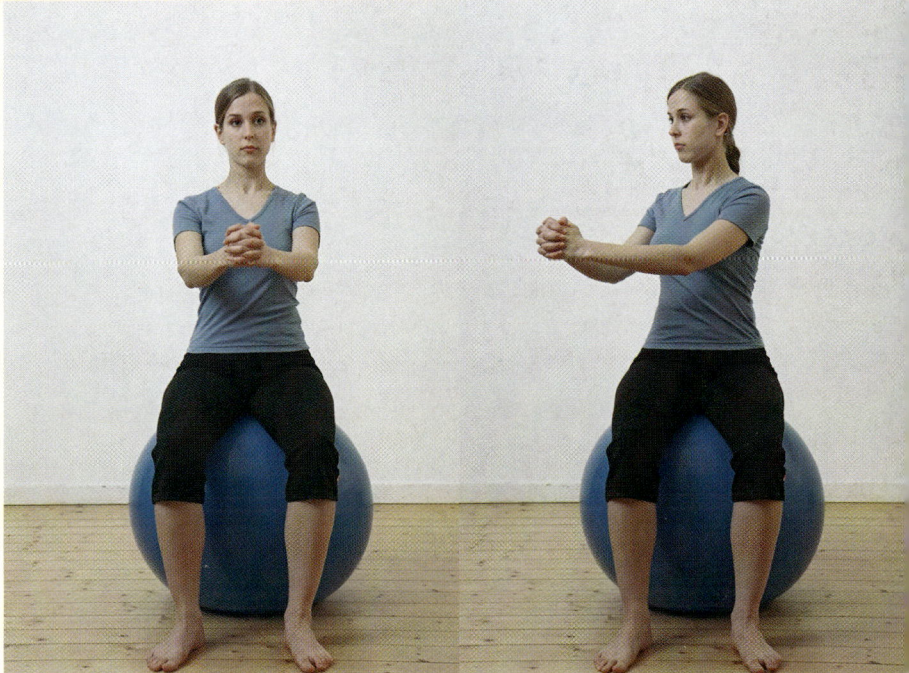

Ausgangsstellung　26

Sitz wie beschrieben (siehe Übung 24).

Übung

- Den rechten Fuß abheben und etwas weiter außen aufsetzen.
- Dann den Fuß zurück in die Ausgangsposition stellen.

- Die Bewegung erfolgt langsam und kontrolliert.
- Der Ball, der Rumpf und das linke Standbein verbleiben ruhig in der Ausgangsposition.

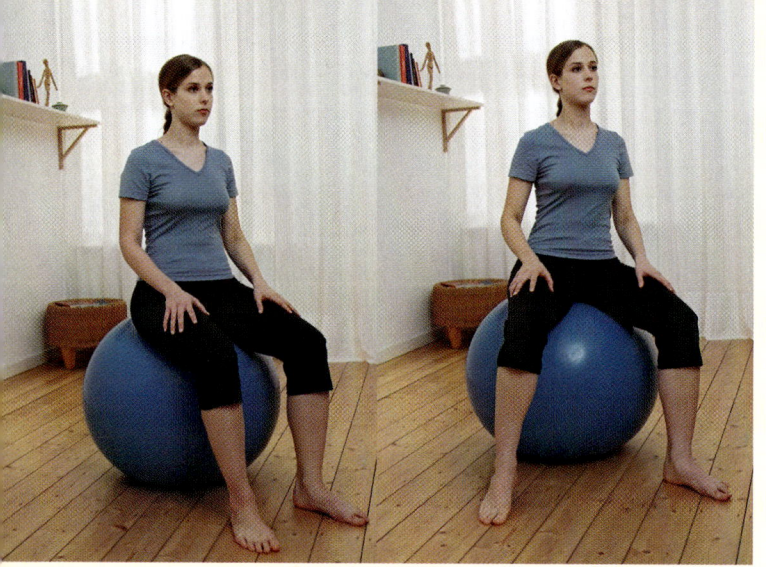

Ausgangsstellung　27

Sitz wie beschrieben (siehe Übung 24).

Übung

- Den rechten Fuß abheben und knapp über dem Boden einen Moment in der Luft halten.

- Der Ball, der Rumpf und das linke Standbein verbleiben ruhig in der Ausgangsposition.

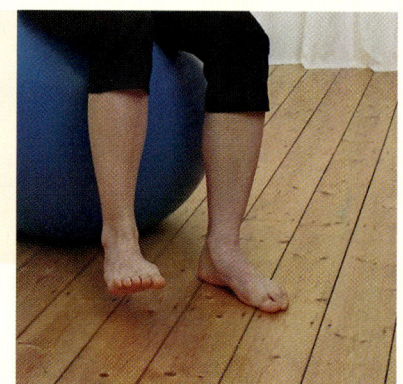

28

Ausgangsstellung

Sitz wie beschrieben (siehe Übung 24).

Übung

- Mit dem Ball langsam vor- und zurückrollen.
- Ist die Übung zu schwierig: Die Füße weiter auseinander stellen.
- Ist sie zu einfach: Die Füße enger zusammenstellen.

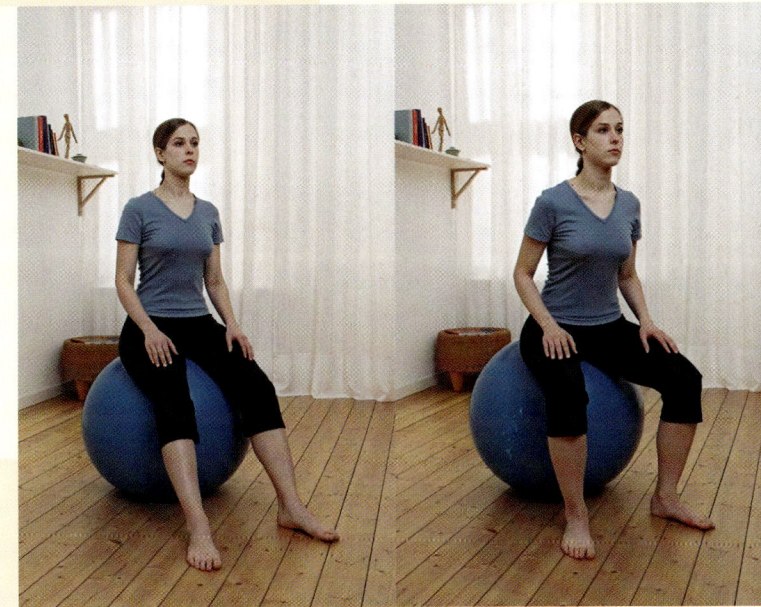

Variation

- Mit dem Ball einen Kreis rollen.

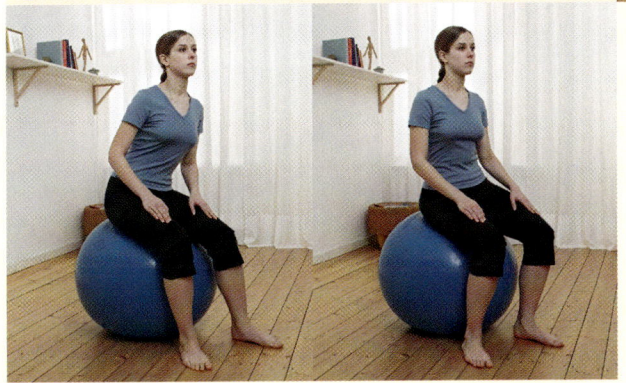

$\textcircled{!}$

- Die Füße bleiben fest auf dem Boden stehen.
- Die Knie fallen nicht nach innen oder außen.
- Der Rücken bleibt gerade (leichtes Hohlkreuz).

Dehnungsübungen

Um der Verkürzung der Muskulatur, der Versteifung der Gelenke und der Spannungserhöhung (Spastik) entgegenzuwirken, ist das Dehnen der Bein-, Hüft- und Rückenmuskulatur besonders wichtig.

- Die Beweglichkeit wird verbessert.
- Die verkrampfte Muskulatur (Spastik) wird gelockert.
- Die Bewegungsabläufe werden flüssiger und harmonischer, da der ganze Bewegungsweg genutzt wird.
- Nur gedehnte, lockere Muskulatur kann optimal trainiert werden.

Durch das regelmäßige, tägliche Dehnen kann das Bewegungsausmaß erweitert und die Spastik reduziert werden. Die Bewegungsabläufe werden lockerer und damit das Gehen erleichtert.

Wie dehnen:
- Die Ausgangsstellung einnehmen.
- Langsam bis zum Spannungsgefühl dehnen.
- Die individuelle Dehnstellung für ca. 30 Sek. halten, zwei bis dreimal wiederholen. (Sie entspricht nicht unbedingt der Endposition der einzelnen Abbildungen)
- Gleichmäßig weiteratmen.
- Die Dehnung langsam nachlassen.

Wichtig:
- Es dürfen keine Schmerzen entstehen.
- Ruckartige Bewegungen vermeiden.
- Die Dehnung erfolgt ohne Kraftaufwand.
- Die Beine dürfen nicht versteifen.

Wann dehnen:
Integrieren Sie die Dehnungen in Ihren Alltag z.B.:
- morgens, bevor Ihr Tag beginnt
- nach körperlicher Anstrengung
- nach langem Sitzen und Stehen
- wenn Sie sich „steif" fühlen
- vor, während oder nach dem aktiven Übungsprogramm

Dehnung der inneren Oberschenkelmuskulatur 29

Ausgangsstellung
Sitz ganz hinten im Sessel, auf dem Sofa oder auf einem Stuhl.

Übung
* Das rechte Bein anziehen und den Fuß auf dem linken Oberschenkel ablegen.

Erleichterung
Wenn die Position nicht eingenommen werden kann, wird das rechte Knie mit einem Kissen unterlagert.

Steigerung
Das rechte Knie mit den Händen sanft nach unten drücken.

⚠
* Das linke Standbein zieht nicht nach innen.

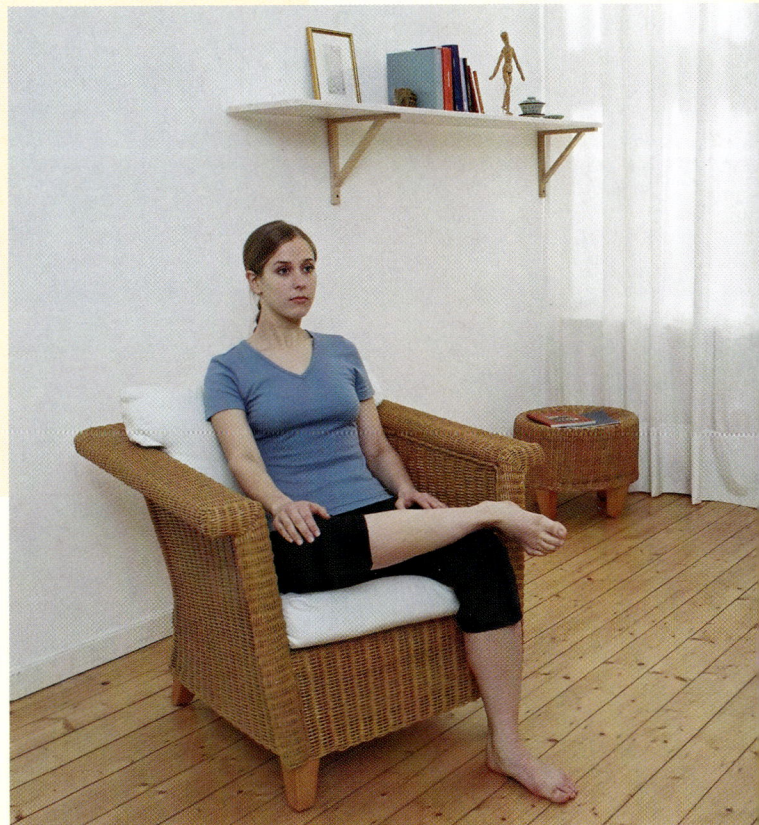

Dehnung der inneren Oberschenkelmuskulatur 30

Ausgangsstellung

Sitz auf einem Stuhl, der Rückenlehne zugewandt.
Die Füße stehen unter den Knien, die Fußsohlen flach auf dem
Boden. Die Hände liegen auf der Lehne.

Übung

- Auf dem Stuhl soweit nach vorne rutschen, dass ein Dehnungsgefühl der inneren Oberschenkelmuskulatur entsteht.

(!)

- Der Rücken bleibt gerade (leichtes Hohlkreuz).
- Die Oberschenkel dürfen nicht nach innen gegen die Lehne
drücken.

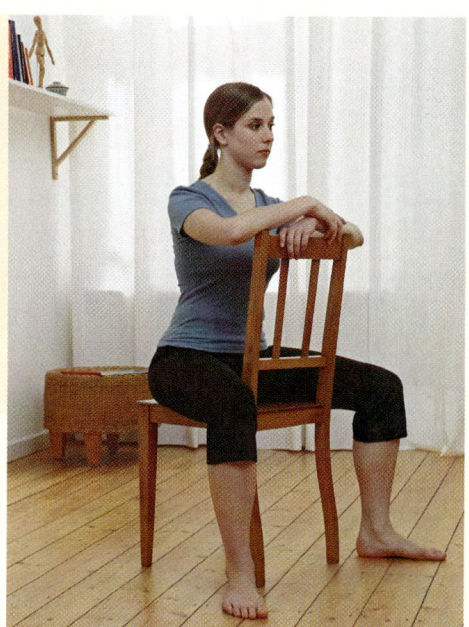

Dehnung der Hüft-, Rücken- und inneren Oberschenkelmuskulatur 31

Ausgangsstellung

Sitz auf einem Stuhl oder Hocker.
Die Beine stehen breit auseinander.
Die Füße stehen unter den Knien,
die Fußsohlen flach auf dem Boden.

Übung

- Den Oberkörper nach unten neigen,
die Arme hängen locker zwischen den Knien.

Steigerung

- Mit den Oberarmen die Knie langsam
auseinander drücken.

(!)

- Die Füße kippen
nicht nach außen.

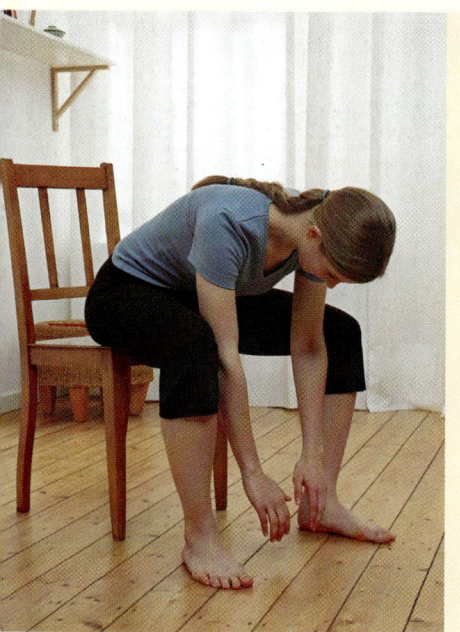

Dehnung der Hüft- und Rückenmuskulatur 32

Ausgangsstellung

Kniestand im Sessel oder auf dem Sofa.
Die Hände liegen auf der Rückenlehne.

Übung

- Das Gesäß auf den Fersen absetzen.
- Den Oberkörper nach vorne neigen.
- Das Gewicht von Oberkörper und Kopf auf der Sofa-/Sessellehne
  ablegen.

Erleichterung

Wenn die Position nicht eingenommen werden
kann, wird ein Kissen zwischen Gesäß und
Unterschenkel gelegt.

Dehnung der vorderen Hüft- und Oberschenkelmuskulatur 33

Ausgangsstellung

Rückenlage auf dem Sofa (oder Bett).
Der linke Fuß steht neben dem Sofa auf dem Boden.

Übung

• Das rechte Bein anbeugen und mit den Händen festhalten. Das Knie so weit zum Bauch ziehen, bis ein Dehnungsgefühl im linken Oberschenkel/ in der Leistengegend entsteht.

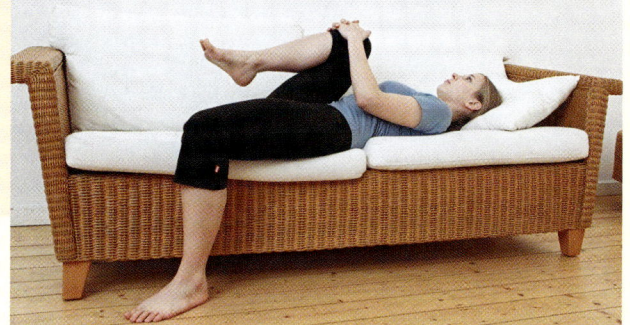

Ⓘ
• Der linke Fuß behält den Bodenkontakt.

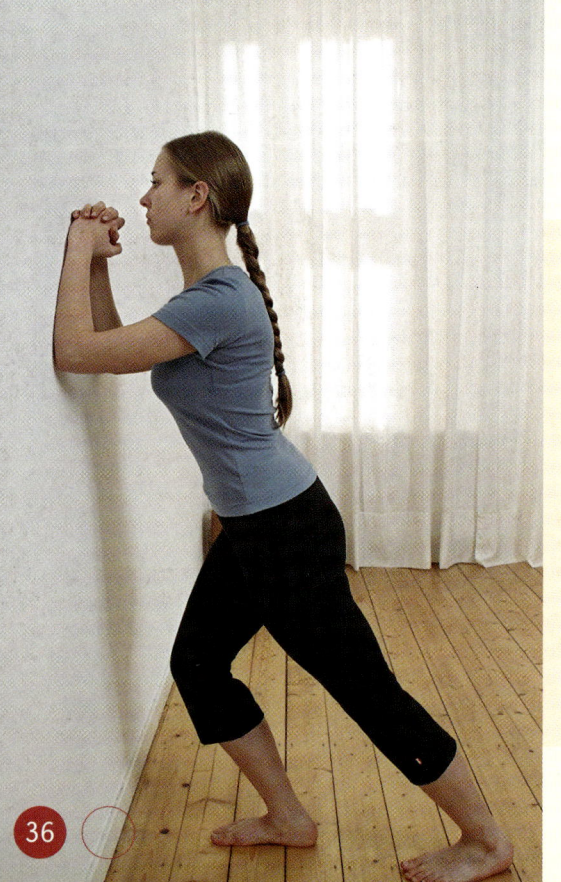

Dehnung der Wadenmuskulatur 34

Ausgangsstellung

Schrittstellung vor einer Wand.
Das vordere Knie ist gebeugt.
Das hintere Knie ist gestreckt.
Die Unterarme liegen in Schulterhöhe an einer Wand.

Übung

• Das vordere Knie und das Becken nach vorne zur Wand schieben, bis ein Dehnungsgefühl in der hinteren Wade entsteht.

Ⓘ
• Das hintere Knie bleibt gestreckt.
• Beide Fersen dürfen den Bodenkontakt nicht verlieren.
• Beide Fußspitzen zeigen nach vorne.

„Rückendehnlage" 35

Ausgangsstellung

Seitenlage links.
Das untere Bein liegt in Hüfte und Knie leicht gebeugt.
Das obere Bein liegt in Hüfte und Knie ca. 90° gebeugt, vor dem unteren Bein auf der Unterlage.
Die linke Hand fixiert das rechte Knie auf der Unterlage.
Die rechte Hand liegt hinter dem Kopf.

Übung

- Den Oberkörper soweit wie möglich nach hinten drehen, Richtung Rückenlage.
- Die Augen schauen zum rechten Ellenbogen.
- In der Endposition mehrmals tief in die gedehnte rechte Brustkorbseite ein- und ausatmen.

①
- Das rechte Knie soll den Bodenkontakt nicht verlieren.
- Die eingenommene Position dient nicht der Dehnung eines einzelnen Muskels, sondern der Beweglichkeit des gesamten Rumpfes.

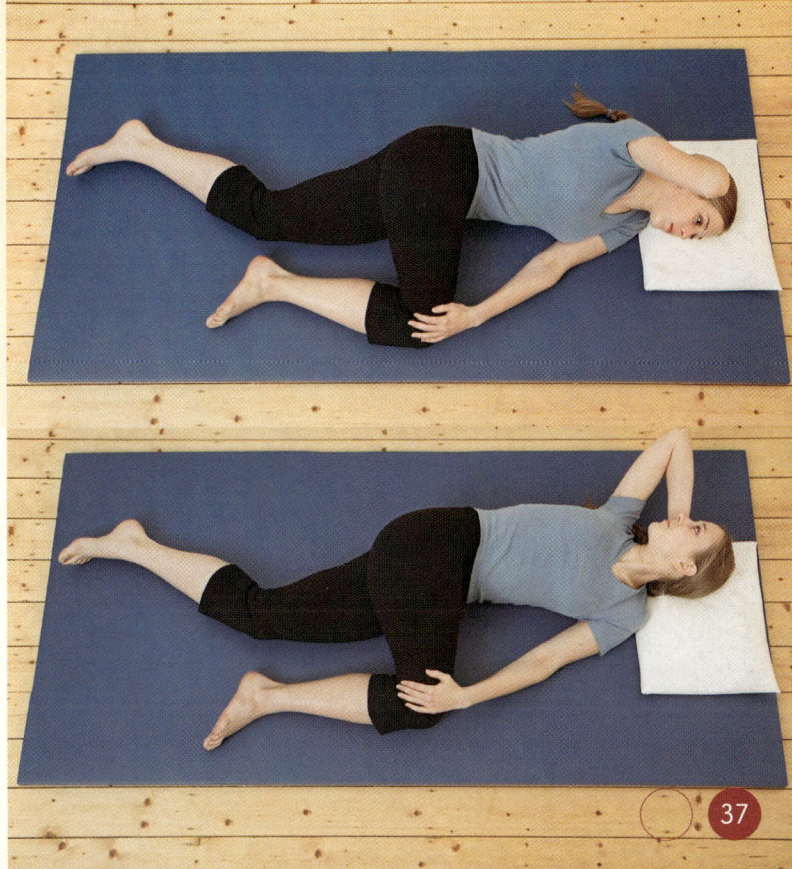

Lockerungsübungen

Bedingt durch Immobilität und muskuläres Ungleichgewicht, durch Spastik, Schwächen und Koordinationsstörungen kommt es häufig zu muskulären Verspannungen und Überlastung der kompensierenden Strukturen.

Warum Lockerungsübungen so wichtig sind:
- Die Gelenke werden bewegt und die Durchblutung gefördert.
- Die verkrampfte Muskulatur wird gelockert.
- Die Körperwahrnehmung wird geschult, das Lockern der Muskulatur bewusst wahrgenommen.

Wie lockern:
- Langsam und flüssig bewegen ohne Kraftaufwand.
- Rhythmische Bewegungen ausführen, die beinahe automatisch ablaufen.
- Die Körperabschnitte baumeln lassen, bis die Verspannungen sich lösen.

Wann lockern:
Integrieren Sie die Lockerungsübungen in Ihren Alltag z.B.:
- morgens, bevor Ihr Tag beginnt
- nach körperlicher Anstrengung
- nach langem Sitzen und Stehen
- wenn Sie sich „steif" fühlen
- vor, während oder nach dem aktiven Übungsprogramm

36

Ausgangsstellung

Die Beine liegen leicht auseinander auf einer Knierolle (gefaltete Decke, Badetuch o. ä.).

Übung

* Beide Beine gleichzeitig nach außen rollen bis Knie und Fersen außen aufliegen und zurück zur Mitte rollen. Hin- und herbewegen.

* Die Bewegung erfolgt gleichmäßig und locker ohne Kraftaufwand.
* Die Bewegung nach außen wird betont.
* Knie und Fersen liegen locker auf, drücken nicht.

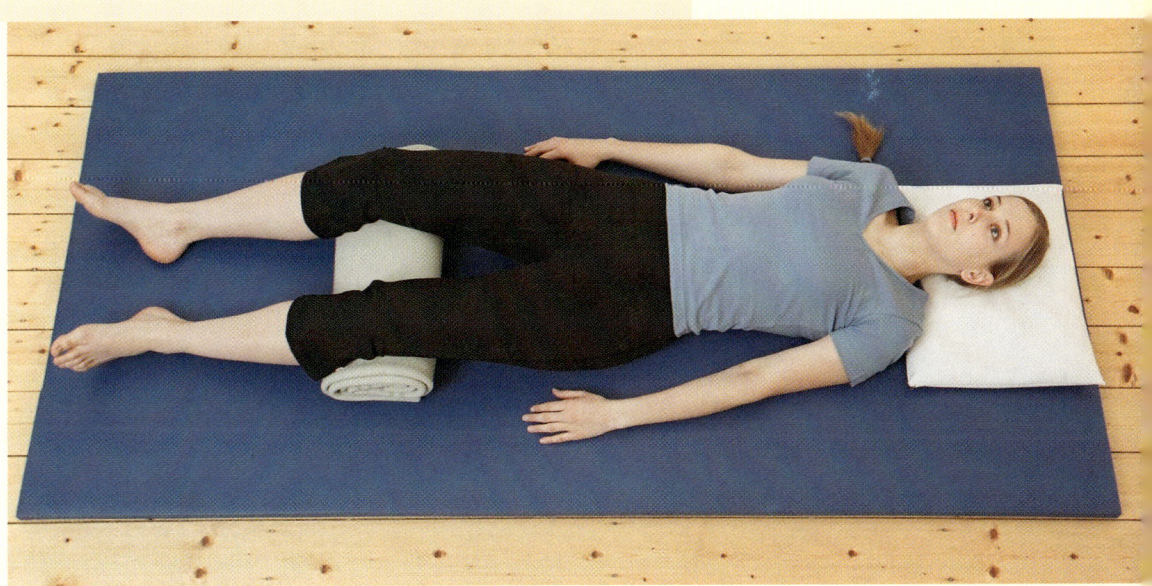

Ausgangsstellung

37

Sitz auf der vorderen Hälfte eines Stuhles.
Die Füße stehen flach auf dem Boden, ca. hüftbreit auseinander.

Übung

• Beide Knie gleichzeitig auseinander und zueinander bewegen,
während die Fußsohlen den Kontakt zum Boden nicht verlieren.
Hin und her bewegen.

Erleichterung

Falls die Bewegung der Beine nicht locker und gleichmäßig ist,
können die Hände die Bewegung führen.

(!)

• Die Bewegung erfolgt
gleichmäßig und locker
ohne Kraftaufwand.
• Die Bewegung nach
außen wird betont.

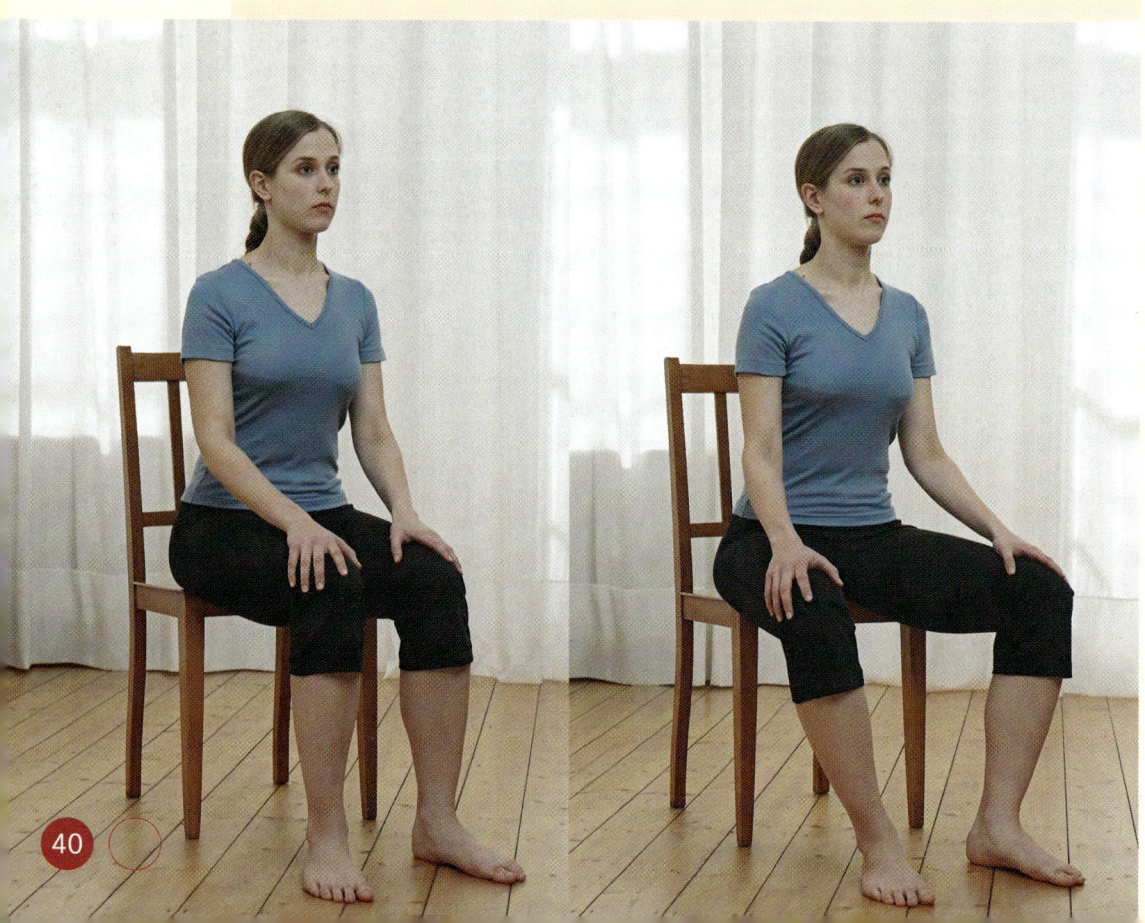

38

Ausgangsstellung

    Sitz auf einem Tisch.
    Die Füße hängen frei.
    Die Oberschenkel liegen ca. zu 2/3 auf.
    Leichter Abstand zwischen den Knien.

Übung

• Die Unterschenkel gegengleich vor und zurück baumeln lassen.

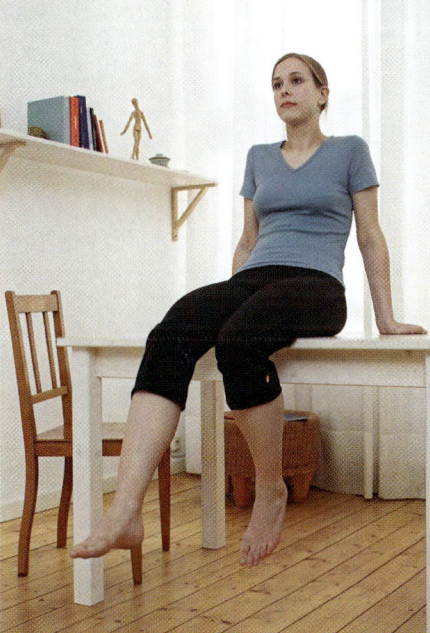

⚠

• Die Bewegung erfolgt locker im Gehrhythmus ohne Kraftaufwand.
• Der Weg der Ferse nach hinten wird betont.
• Das Bewegungstempo und -ausmaß des besseren Beines passt sich dem des schlechteren an.

39

Ausgangsstellung

    Sitz auf einem Stuhl oder Hocker.
    Die Beine stehen breit auseinander.
    Die Füße stehen unter den Knien,
    die Fußsohlen flach auf dem Boden.
    Der Oberkörper neigt nach unten,
    die Arme hängen locker zwischen
    den Knien.

Übung

• Die Arme vor und zurück/gegengleich baumeln lassen.
• Die Arme und Schultern dabei ausschütteln.

Entspannungspositionen

Alltagsbelastungen führen zu unangenehmen Spannungszuständen.
Entspannungspositionen bieten dem Körper wirksame Erholung.

Warum Entspannung so wichtig ist:
- Muskuläre Verspannungen werden gelöst, u. U. die Spastik gemindert.
- Die Pausen sind nötig, um einer Überanstrengung vorzubeugen.
- Innere Anspannungen werden gelöst, neue Energie freigesetzt.
- Die Körperwahrnehmung wird geschult, der Wechsel zwischen Anspannung und Entspannung bewusst wahrgenommen.

Wie entspannen:
- In einer angenehmen Atmosphäre und Position.
- Das ganze Körpergewicht muss abgelegt sein.

Wann entspannen:
Integrieren Sie die Entspannung in Ihren Alltag z.B.:
- morgens, bevor Ihr Tag beginnt
- nach körperlicher Anstrengung
- nach langem Sitzen und Stehen
- wenn Sie sich „steif" fühlen
- vor, während oder nach dem aktiven Übungsprogramm
- mindestens einmal täglich eine Ruhephase einplanen

Die Entspannungsstellungen können auch als Schlafposition genutzt werden,
besonders wenn Sie morgens unter einer vermehrten Steifigkeit der Beine leiden.
Als Lagerungsmaterial können Schaumstoffquader, dicke und feste Kissen, Polsterkissen,
Decken o.ä. genutzt werden.

Entspannungsposition 40
Die Beine liegen weit auseinander auf einer
Knierolle.
Die Knie zeigen nach außen.
Die Fersen liegen locker auf der Unterlage.

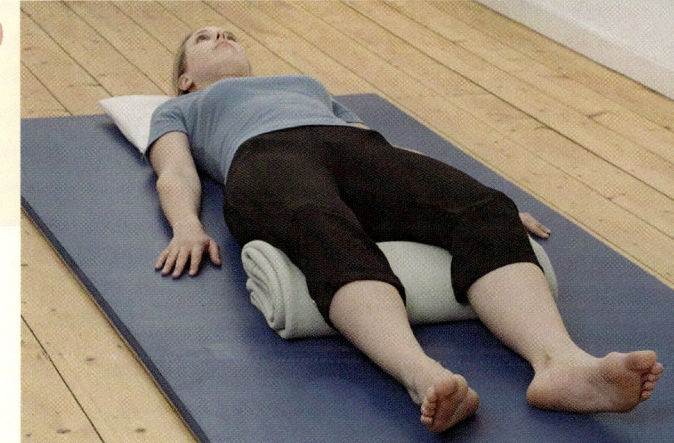

Variation

Entspannungsposition 41
Die Beine liegen weit auseinander auf einem Quader.
Die Knie zeigen nach außen.
Die Fersen liegen locker auf oder hängen frei.

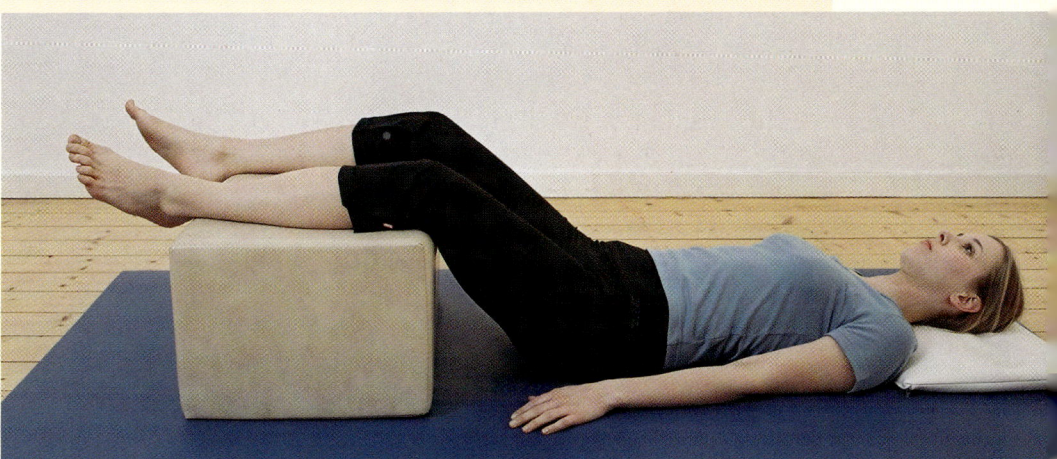

Entspannungsposition 42

Eine gefaltete Decke oder ein Kissen liegt zwischen den angewinkelten Beinen.

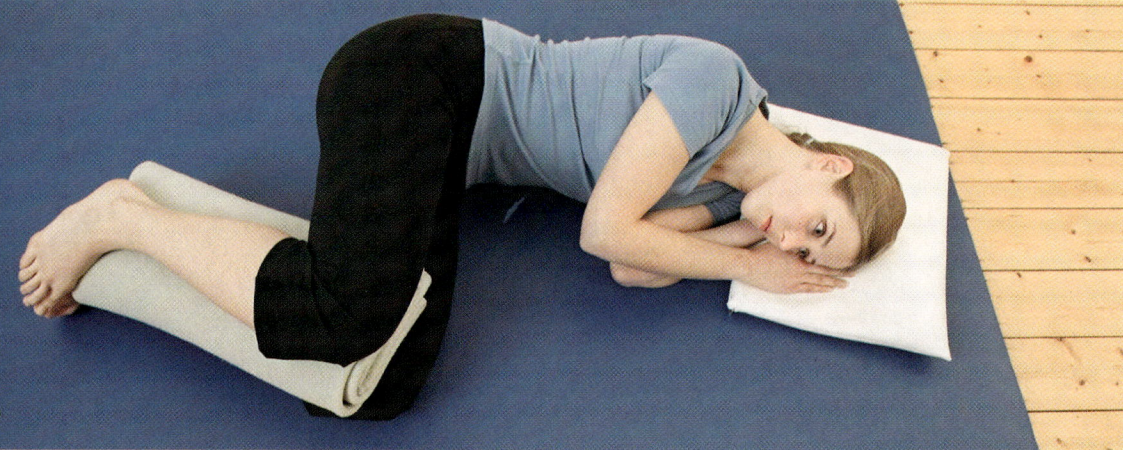

ⓘ

- Um ein Hohlkreuz zu vermeiden, müssen die Beine ausreichend angewinkelt sein.
  Die Beine dürfen nicht zusammenpressen.

Entspannungsposition 43

Das rechte Bein ist seitlich angebeugt.
Ein dickes, festes Kissen liegt unter dem Bauch, so dass der Oberkörper vom Brustkorb bis zum Oberschenkel gut unterlagert ist.

- Das linke Knie ist leicht gebeugt.

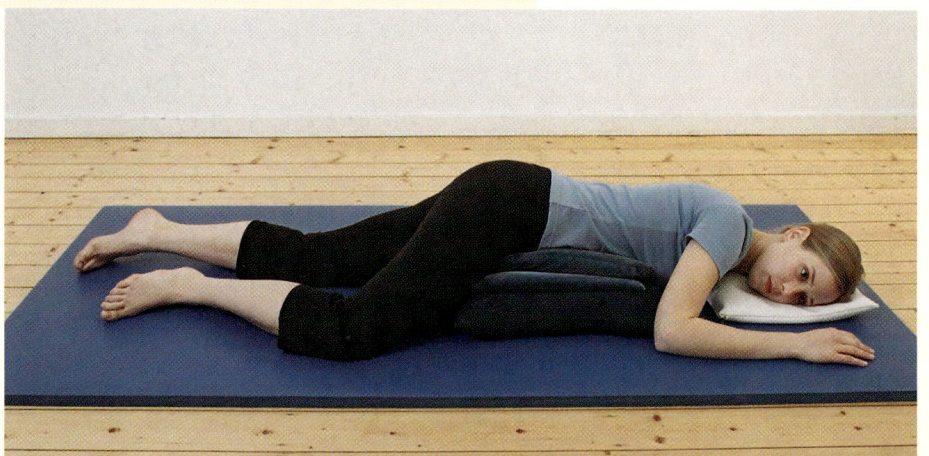

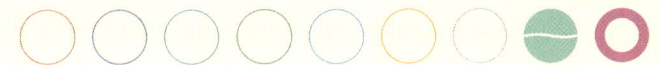

Bewegungstraining im Alltag

In den vorangegangenen Kapiteln haben Sie viele verschiedene Übungen kennen gelernt und vielleicht bereits eine Auswahl daraus für Ihr individuelles Übungsprogramm zusammengestellt. Aber wir wissen natürlich, dass Alltagsbelastungen, Stress und Zeitmangel heutige Lebensweisen kennzeichnen und ein tägliches Übungsprogramm ohne Alltagsbezug häufig vernachlässigt wird.
Um Ihnen den Umgang mit diesem Übungsprogramm zu erleichtern, möchten wir Ihnen zeigen, wie einfach es ist, Übungen in den Alltag einzubinden.
Finden Sie heraus, welche Übungen Sie problemlos in welcher Situation Ihres Tagesablaufes durchführen können.

Zum Beispiel: Zeitung lesen im Reitersitz (siehe Übung 30/Foto rechts).
Diese Übung kann nun zukünftig immer mit dieser Tätigkeit verbunden werden und gehört jetzt zu Ihrem normalen Tagesablauf.
Verfahren Sie genauso mit anderen Übungen.

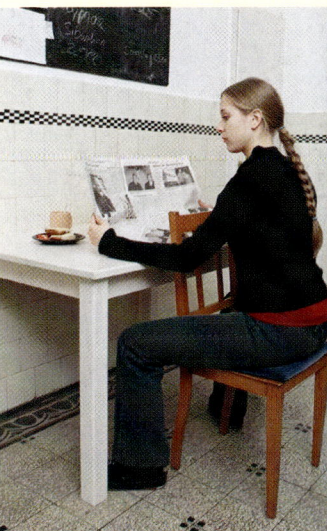

Zudem erhöhen Sie den Übungserfolg, wenn Sie die Übungen über den Tag verteilen und an die jeweilige Situation anpassen. Übungen, in den Alltag integriert, vermitteln das gute Gefühl bereits etwas für sich und seinen Körper getan zu haben, auch wenn das reine Übungsprogramm einmal reduziert oder ganz ausfallen muss. Dafür nehmen Sie sich dann am nächsten Tag wieder die Zeit Ihr Heimprogramm fortzusetzen.

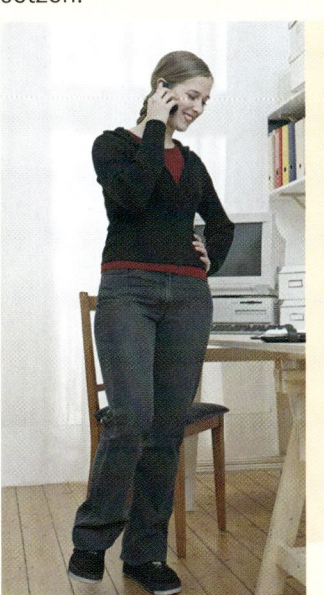

Übungen in typischen Alltagssituationen könnten sein:

- Päckchensitz im Sessel (siehe Übung 32)
  z. B. während der abendlichen Fernsehnachrichten

- Kurzer Einbeinstand (Foto links)
  z. B. beim Telefonieren oder Zähne putzen

- Rückendehnlage (siehe Übung 35)
  z. B. im Bett vor dem Aufstehen

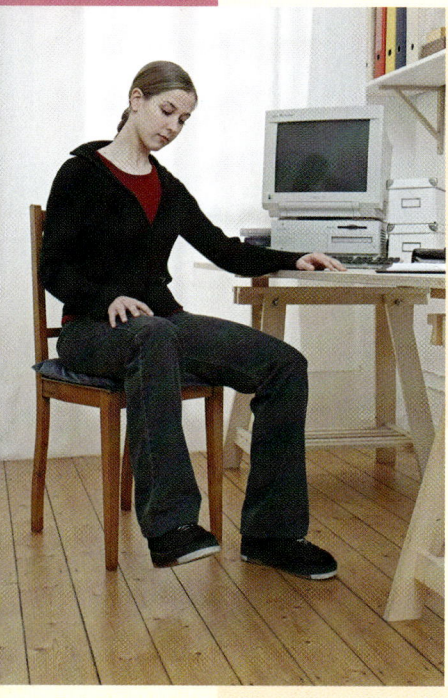

Weitere Übungen in typischen Alltagssituationen könnten sein:

Zum Beispiel am Arbeitsplatz oder bei allen sitzenden Tätigkeiten wie Lesen, zu den Mahlzeiten, am Computer usw.

- Ferse stemmen (siehe Übung 11)
- Beine lockern (siehe Übung 37)
- Ein Bein anheben (siehe Übung 10/Foto links)
- Reitersitz (siehe Übung 30)

- Treppe seitwärts hoch- und runtergehen (siehe Übung 23)
  - immer wenn sich die Möglichkeit bietet
- Wadendehnung (siehe Übung 34)
  z. B. in der Mittagspause oder bevor Sie das Haus verlassen
- Ein Bein beugen und strecken (siehe Übung 1)
  z. B. nach der Ruhephase auf dem Sofa
- Freier Stand (siehe Übung 16) und
  Klappsitz (siehe Übung 31/Foto rechts)
  z. B. zwischendurch bei längeren Schreibtischarbeiten
- Gesäß anheben/abheben (siehe Übung 14)
  z. B. nach den Mahlzeiten

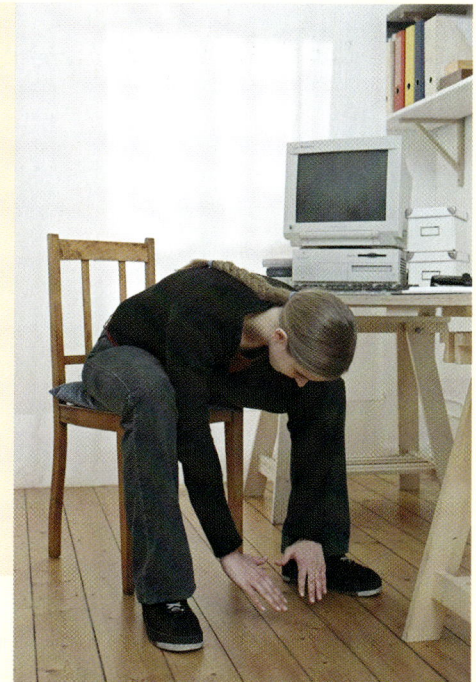

Sitzen

Die Art und Weise, wie Sie sitzen hat Einfluss auf die Qualität der Muskelspannung (Spastik) und die allgemeine Beweglichkeit.
Achten Sie deshalb im Sitzen auf eine gute Körperhaltung.

Beispiele

nach vorne geneigter Sitz | hinten angelehnter Sitz | Reitersitz (siehe Übung 30)

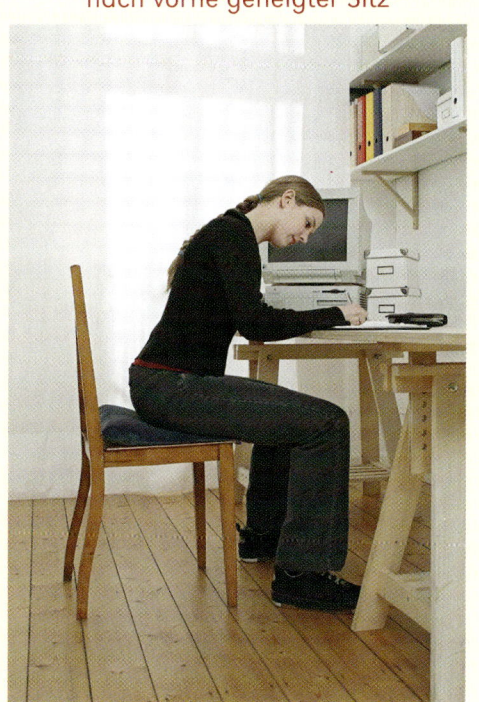 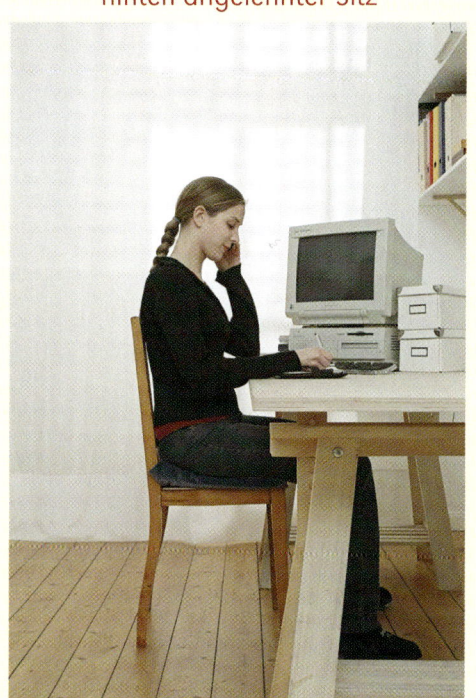 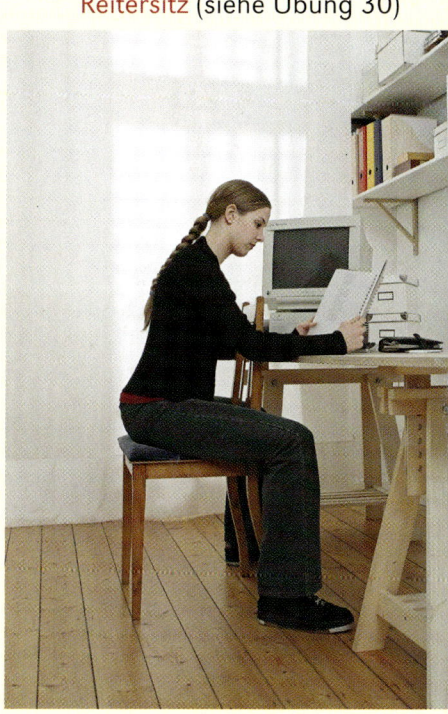

Die Sitzpositionen sollten häufig variiert werden, um eine einseitige Belastung zu vermeiden.

Tipp
Die Position "Aufrecht Sitzen" (siehe Übung 9) kann als aktive Übung zwischendurch kurz aufgenommen werden.

Gehen

Das Gehen ist ein komplexer Bewegungsablauf, der nicht nur von der Kraft einzelner Muskeln abhängig ist. Auch Gleichgewicht, Koordination und die Höhe der Muskelspannung (Spastik) nehmen Einfluss auf die Qualität des Gehens.

Die Gehfähigkeit kann somit nicht durch ein reines Krafttraining verbessert werden, besonders wenn Gangunsicherheiten im Vordergrund stehen. Um den Bewegungsablauf „Gehen" zu trainieren, sind deshalb regelmäßig eingeplante Gehstrecken in Ihrem Tagesablauf sehr wichtig.

Zusätzliche Gehstrecken, abhängig von Ihren Möglichkeiten und Einschränkungen, könnten z.B. sein:

*   Den Weg z.B. zum Bäcker durch einen „Umweg" über eine Nebenstrasse erweitern.
*   Das Auto etwas weiter entfernt parken, z.B. vom Arbeitsplatz, vom Supermarkt, von der Physiotherapie usw., und den Rest zu Fuß gehen.
*   Immer, wenn sich die Möglichkeit bietet, z.B. die Zeitung holen.
*   Auch wenn Sie nur kurze Strecken gehen können, wiederholen Sie diese Strecke mehrmals täglich und sei es auch nur der Weg vom Wohnzimmer in die Küche.

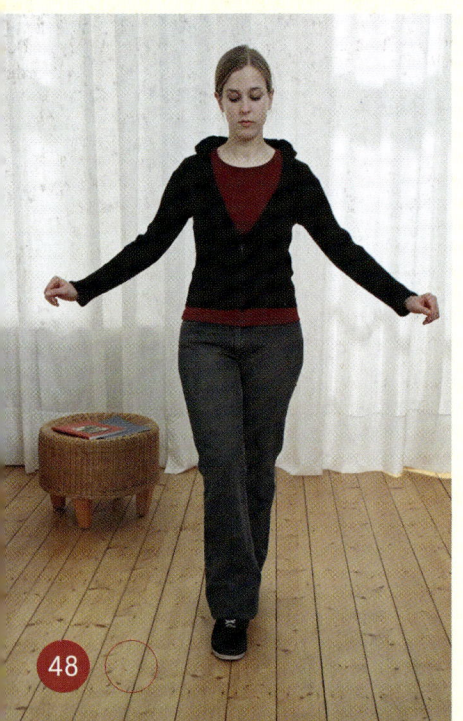

Folgende Übungen für Gleichgewicht und Koordination lassen sich leicht in den Alltag einbinden:

Seiltänzergang
*   auf einer gedachten Linie „Fuß vor Fuß" gehen

Erleichterung
*   große Schritte machen

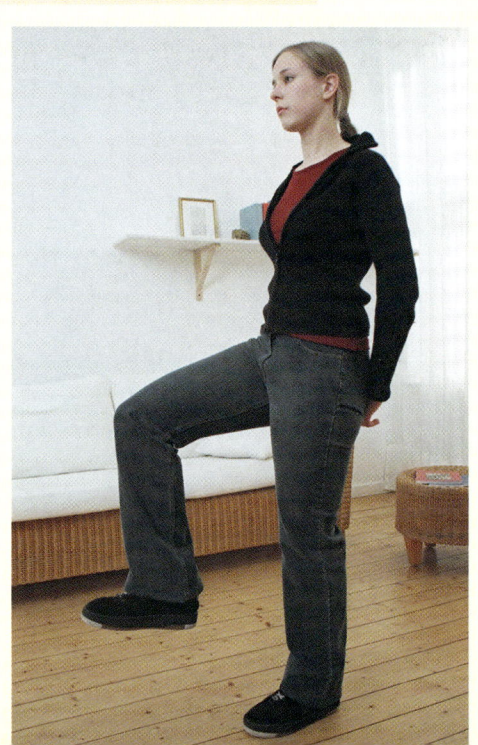

Storchengang
*   die Knie bei jedem Schritt weit nach oben anheben

Erleichterung
*   mit den Armen balancieren

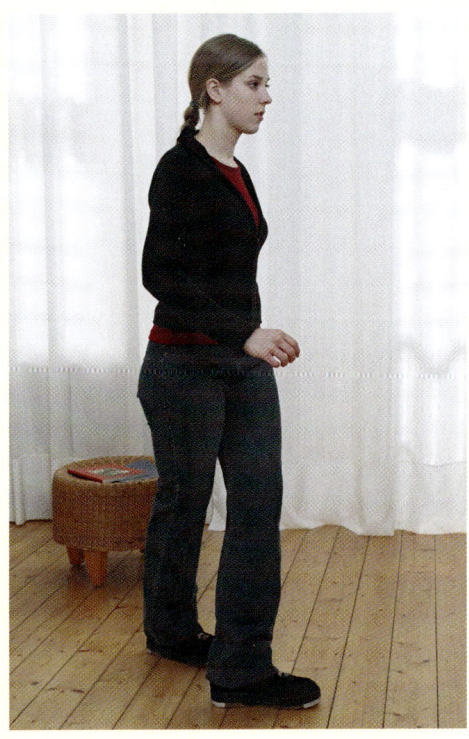

Kreuzgang

• seitwärts gehen, die Füße
  überkreuzen sich dabei
  (Der rechte Fuß macht einen
  Schritt zur Seite, der linke
  Fuß überkreuzt usw.)

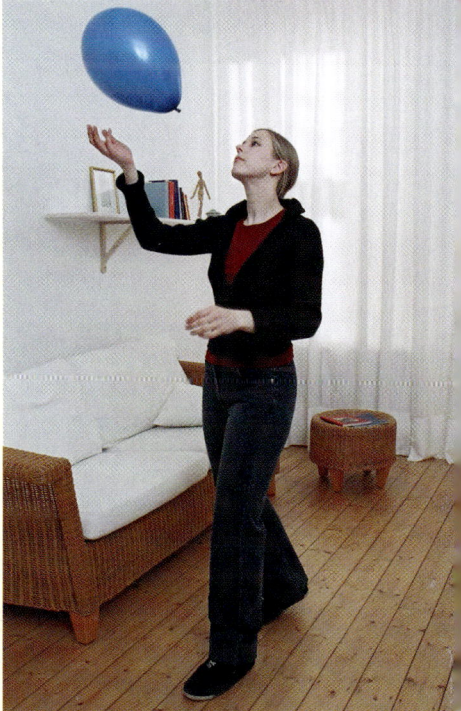

Ballonspiel

• einen Luftballon mit den
  Händen immer wieder
  "hochtippen"

Erschwerung

• dabei durch das Zimmer
  gehen

Tipp

Um die allgemeine Beweglichkeit und Belastbarkeit, das Herz-Kreislauf-System, Kraft
und Kraftausdauer, Koordination und Geschicklichkeit und die Freude an der Bewegung
zu fördern, können Sie mit Ihrer(m) behandelnden Ärztin/Arzt und Physiotherapeutin(en)
besprechen, welche sportlichen Aktivitäten evtl. für Sie geeignet sind.
Zum Beispiel: Ergometer- und Fahrrad fahren, Schwimmen, Walken, Fitnesstraining,
Rudern, Reiten usw.
Eine Überanstrengung sollte jedoch in jedem Fall vermieden werden.
Erkundigen Sie sich auch nach Entspannungsverfahren.
Zum Beispiel: Yoga, Autogenes Training, Feldenkrais, Tai Chi usw.

Hilfsmittel

Technische Hilfsmittel wie Griffe im Bad, Gehstöcke, Rollatoren, Orthesen usw. sind unter Umständen wichtig, um den Alltag mit der Erkrankung zu bewältigen. Regelmäßig und richtig eingesetzt, ermöglichen sie ein erhebliches Maß an Mobilität. Alltägliche Verrichtungen können zum Teil selbstständig aufrechterhalten werden. Dieses Mehr an Beweglichkeit und körperlichen Fähigkeiten trägt wesentlich zum Erhalt sozialer Kontakte und damit zu einem Mehr an Lebensqualität bei.

Angesichts seiner Vielfalt soll das Thema Hilfsmittel an dieser Stelle am ausgewählten Beispiel der Sporlastic®-Neurodyn-Fußheberorthese (Abb.) dargestellt werden. Damit möchten wir auch zeigen, wie unsere MS-Patienten von der richtigen Auswahl und Benutzung geeigneter Hilfsmittel profitieren.

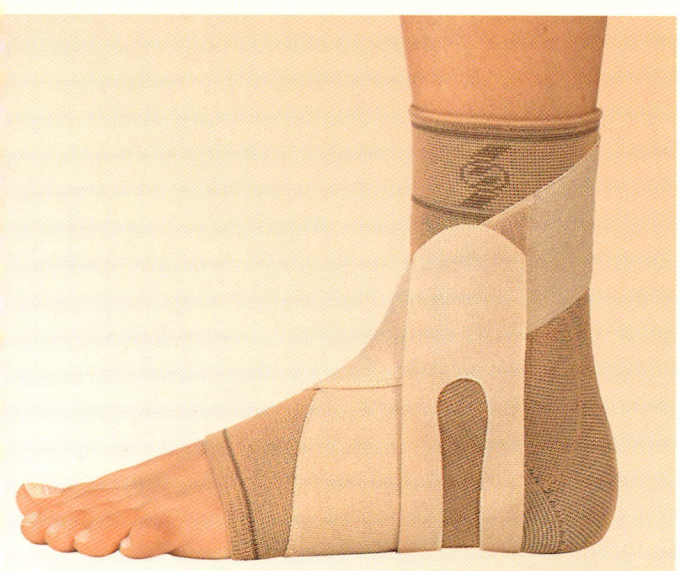

Wann setzen wir diese Fußheberorthese ein?

In erster Linie setzen wir die Fußheberorthese bei den Patienten ein, die über eine ausreichende Kraft der Fußhebermuskulatur zunächst noch verfügen, bei denen die volle Kraft und vor allem die Ausdauer aber fehlen. Konkret bedeutet das, dass längere Strecken durch den Einsatz der flexiblen Fußheberorthese wieder möglich werden und der Aktivitätsradius vergrößert wird.

Vorteile dieser flexiblen und beweglichen Orthese sind:

- Die Fußhebermuskulatur wird unterstützt, dabei wird die Aktivität der Fußsenkermuskulatur erlaubt.
- Das Abrollen des Fußes und die dynamische Fußrückstellung werden möglich (s. Abb.).
- mit Neurodyn wird also die noch vorhandene Muskelkraft während des Gehens weiterhin beansprucht.
- Das Sprunggelenk wird stabilisiert und das Umknicken verhindert.
- Der Fuß wird besser geführt und platziert.
- Die Position des Fußes wird besser gespürt, das führt zu mehr Sicherheit und besserer Kontrolle der Bewegung.
- Angenehmer Tragekomfort ohne Schienendruck.

Subjektiv führen diese Eigenschaften zu einem höheren Sicherheitsempfinden, objektiv wird der Fuß besser gehalten und geführt.

Je nach Ausprägung der Fußheberschwäche ist die Versorgung mit einer Neurodyn-Fußheberorthese daher durchaus ausreichend und sinnvoll.

Viele Patienten werden mit einer permanenten Schiene überversorgt, weil sie die Neurodyn-Fußheberorthese und deren Bandbreite des Einsatzes noch nicht kennen.

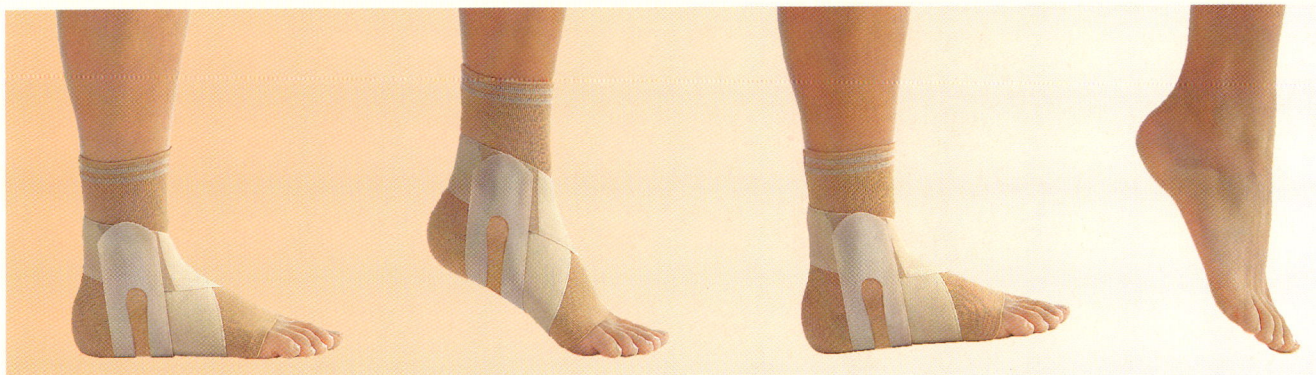

Standphase	Abdruckphase	Durchschwingen	Durchschwingen
mit Orthese			**ohne** Orthese

Wichtige Adressen

Deutsche Multiple Sklerose Gesellschaft DMSG
Geschäftsstelle des Bundesverbandes e.V.
Vahrenwalder Straße 205 - 207
D-30165 Hannover
Telefon: 0 511 / 9 68 34 - 0
Telefax: 0 511 / 9 68 34 - 50
Email: dmsg@dmsg.de
Internet: http://www.dmsg.de

Multiple Sklerose Selbsthilfe e.V.
Hindenburgdamm 49
D-12203 Berlin
Telefon: 0 30 / 395 31 35
Telefax: 0 30 / 395 77 73
Email: mss.ev@snafu.de

Serono GmbH
Deutschland & Österreich
Freisinger Straße 5
D-85716 Unterschleißheim
Telefon: 0 89 / 32 15 6 - 0
Telefax: 0 89 / 32 15 6 - 123
Internet: http://www.leben-mit-ms.de

Sporlastic GmbH
Medizinische Produkte
Weberstraße 1
D-72622 Nürtingen
Telefon: 0 70 22 / 7 05 181
Telefax: 0 70 22 / 7 05 113
www.sporlastic.de
Email: info@sporlastic.de

Verein Multiple Sklerose Betroffene
und deren Angehörige e.V.
Drei Stämme 3
D-35576 Wetzlar
www.ms-ldk.de

Eine Auswahl weiterer Internetadressen:

www.MultipleSkleroseChat.de
www.junge-ms-kulmbach.de
www.hdmss.com
www.lebensnerv.de
www.myelin.de
www.multiple-sklerose-e-v.de

Aktuelle Literatur

Prof. Dr. med. Olaf Adam: **Ernährungsrichtlinien bei Multipler Sklerose**
dmv Deutscher Medizin Verlag Münster 2003
ISBN 3-936525-03-X